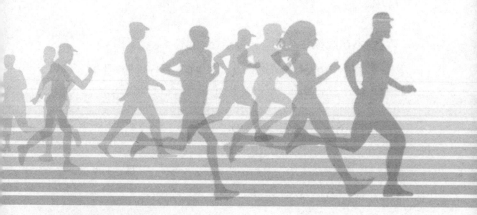

张启运 杨萍兰 张蕾 著

专家想说的
健康话题
——文明病的由来与防治

SPM 南方出版传媒

广东科技出版社 | 全国优秀出版社

·广 州·

图书在版编目（CIP）数据

专家想说的健康话题：文明病的由来与防治/张启运，杨萍兰，张蕾著. —广州：广东科技出版社，2017.2

ISBN 978-7-5359-6679-7

Ⅰ. ①专…　Ⅱ. ①张…②杨…③张…　Ⅲ. ①健康—普及读物　Ⅳ. ①R161-49

中国版本图书馆CIP数据核字（2017）第003371号

专家想说的健康话题——文明病的由来与防治
Zhuanjia Xiangshuo De Jiankang Huati—Wenmingbing De Youlai Yu Fangzhi

责任编辑：马霄行
封面设计：林少娟
责任校对：郑　淮
责任印制：彭海波
出版发行：广东科技出版社
　　　　　（广州市环市东路水荫路11号　邮政编码：510075）
http://www.gdstp.com.cn
E-mail：gdkjyxb@gdstp.com.cn（营销中心）
E-mail：gdkjzbb@gdstp.com.cn（总编办）
经　　销：广东新华发行集团股份有限公司
印　　刷：佛山市浩文彩色印刷有限公司
　　　　　（南海区狮山科技工业园A区　邮政编码：528225）
规　　格：889 mm×1194mm　1/32　印张8.125　字数300千
版　　次：2017年2月第1版
　　　　　2017年2月第1次印刷
定　　价：25.00元

如发现因印装质量问题影响阅读，请与承印厂联系调换。

前　言

本书是一本以人体健康为核心的科普集子，它广泛牵涉到化学、物理、医学、生物、药物、地质、历史、考古、食品等领域知识，以现代科研信息和成果为基础，对社会上一些关于健康的牵强附会、似是而非的说法进行了科学的分析，展开了有关现代文明病知识的叙述和讨论。

所谓的文明病也就是俗称的生活方式病、富贵病或慢性病，它并非遗传疾病，不属创伤，也不是由病毒、细菌或寄生虫等引起的传染性疾病，而是指那些人类进入文明社会以来愈演愈烈的疾病，如糖尿病、心脑血管疾病、老年性痴呆、癌症等等。现代医学和药学对这些文明病的蔓延只能穷于应付，难有根治之策。

这些文明病为什么会愈演愈烈呢？现代医学研究试图从进化论的角度解释这个问题。1993 年 10 月 23 日，英国《新科学家》周刊发表的一篇文章认为："人类在进化的大部分时间里是狩猎者和采集者，现代社会的生活环境和生活方式跟一万年前相比发生了巨大的变化，可是人类遗传适应的变化却很小。作为狩猎者和采集者设计出来的人类，现在生活在一个完全陌生的环境里。"

1994 年美国出版了《我们为什么会生病》（Why We Get Sick）一书，该书从进化的观点对人类存在的各种进化矛盾以及疾病的发生发展，进行了全面的分析和讨论，指出上述文明病的产生，可能是人类在现代生活中对进化过程的不适应造成的，是体内某种平衡遭到破坏而引起的失调。

本书尝试从上述医学观点出发，叙述那些和现代文明病的发生发展有关的知识、历史和故事。每篇独立成章，似不关联，但都与上述文明病有关，有着难以分割的联系。书中对以现代文明病为核心的种种健康话题进行了系统分析和深入探讨，提出了一些新的见解。书中列出了这些见解的根据或引用文献的出处，力求有理有据。

囿于作者的水平所限，书中难免会有不完善或疏漏之处，衷心希望读者和有关领域的专家学者能够不吝批评指教，幸甚。

衷心感谢国家自然科学基金委员会陈荣教授、北京科技大学姜健壮教授、深圳润尚投资管理有限公司杨猛董事长，他们在本书的出版过程中给予了热情的鼓励和支持。

张启运

2016 年 6 月于北京大学燕园

目　录

第一章　生命在于运动

　　"生命在于运动"这句名言是18世纪法国哲学家伏尔泰在他的著作《灵魂》一书中提出来的，他肯定没想到，这句话不仅成为名言，在数百年后竟然还成了生命科学的基石。生命之存在有赖于机体新陈代谢的维持，新陈代谢一旦停止，生命也就结束了。机体的新陈代谢是一种微观的运动平衡，一秒钟也不会停息。

　　人类在数百万年的进化过程中，为了采食嫩叶鲜果终日艰辛跋涉，为了狩猎飞禽走兽不知疲倦地奔跑，在获取能量和营养的同时，他们的身体中也被注入了"运动"这个程序。因此，"运动"是人在进化过程中被迫"固化"了的，一旦被固化，也就成为机体运转不可缺少的支撑，它控制着能量和机体各种代谢的平衡，是维持身体正常运转的重要保证。如果严重缺乏运动，能量和其他种种代谢就会失衡，种种疾病也就会接踵而来了。

　　与"生命在于运动"的说法相反，有的人著书立说，倡导"生命在于宁静"，宣讲运动有碍健康，并举出职业运动员较之常人短寿，更易猝死的例子作为依据。事实上，这种情况只不过是过度运动带来的伤害。职业运动员和一些追求高运动指标的锻炼者，经常进行大运动量的过度运动，长此以往容易留下不同程度的伤病，损害身体的健康。坚持科学的锻炼与过度运动不应混为一谈，更不应以过度运动造成的伤害后果来否定正常运动的必要性。

从另外一个角度看，长寿和健康也并非等同的概念。真正健康者自会长寿，长寿者却不一定健康。现代社会中，进入中老年之后有相当部分的人"带病延年"，他们弓腰驼背，瘦骨嶙峋，举步蹒跚，苟延残喘，这些都是现代文明病的体现。然而不可否认，他们中也有人可以"长命百岁"。但是，现代人追求身体健康，绝不应将长寿作为唯一目的，仅仅满足于带病延年。

在现实生活中我们也很容易发现，中老年人群中的大多数病亡者常死于现代文明病，其中心脑血管病、糖尿病、骨质疏松、肌肉萎缩等病症常是主要诱因。这些疾病的发生、发展与缺乏运动恰恰都有着不可分割的关系。

其实，中国古代有临床实践的医生也在其著作中明确指出了运动的必要性。东汉名医华佗就主张"引挽腰体，动诸关节，以求难老"。而且在强调运动的同时，他们也很清楚地将过度运动和正常运动加以区分："人体欲得劳动，但不当使极耳。动摇则谷气得消，血脉流通……"用通俗的语言阐述，就是：人需要通过运动获得健康，运动能够消耗掉过剩的能量，使血脉畅通，但运动切忌过度。

早在隋唐时代，医生们就已经注意到了运动与消渴症（类似于现在的糖尿病）之间的关系。我们看看那时候人们是如何防治糖尿病的——隋代巢元方在《诸病源候论》中说要"先行一百二十步，多者千步，然后食"，王焘在《外台秘要》中也有"食毕即步行，稍畅而坐"的记载。

所以说，运动对机体各种类型的新陈代谢平衡起着重要的作用，运动与健康之间有着不可分割的关系。

运动是机体脂肪存储平衡的调节器

人体吸收了碳水化合物和蛋白质之后，便转化为能量和氨基酸来供给机体新陈代谢之所需，如果能量过剩，多余的能量就会以脂肪的形式积累下来。一切动物包括人类在进化过程中，正是用这种方法储备食物缺乏时机体所需能量的。但是自从大约一万年前进入农耕社会以来，人类能量的获取不再困难，脂肪的积累便大大增加了。开始时存之于皮下、肠际和腹侧，这还都属于正常范围。但当能量进一步过剩时，就会以脂肪的形式附着于血管内壁和脏器之中，形成血管的粥样硬化，阻碍血液的循环，心脑血管疾病由此而生。

考古发现，3 500年前心脑血管疾病就已经出现了。2011年5月中旬，在荷兰阿姆斯特丹举行的"非介入心血管成像"国际会议上公布了一项研究成果，用CT技术对埃及52具木乃伊进行了心血管扫描。其中最典型的是生活在公元前1570年左右的埃及公主雅赫摩斯·梅尔耶特·艾蒙的木乃伊，她存在典型的冠状动脉疾病。她的三段主要血管中有两段存在严重粥样硬化。她死时年仅40岁。

现代人类机体脂肪存储平衡的失调看来难以避免，只有运动才能增强新陈代谢，消耗掉多余的能量，防止脂肪过度积累。所以说，运动是机体脂肪存储平衡的调节器。

运动是防止老年人肌肉萎缩的有效手段

老年性肌肉萎缩症是使老年人失去自理能力的常见疾病。但是，许多老年人对老年性肌肉萎缩的危害知之甚少。

美国佛罗里达大学老龄问题和老年病学系的克里斯蒂·卡特教授从 2007 年开始，对老年性肌肉萎缩症进行了系统的观察、调查和研究。统计数据表明，80 岁以上的美国人当中约有 40% 的人，即约 900 万人患有不同程度的肌肉萎缩症。对于这种疾病，世界各国都没有普及教育和筛查，也没有疗效明确而又无害的药物。防治的关键，是合理饮食和运动。从 1990 年开始的研究就表明，即使年纪很大时再开始运动锻炼，也能使肌肉萎缩停止并焕发新"肌"。

刊登在 2007 年 5 月 20 日美国《第一公共图书馆》杂志上的一篇文章说：对比一组健康青年人和一组老年人肌肉组织的小样本后，发现二者基因表达谱有很大差别。老年人肌肉组织中的线粒体受到了损伤，而线粒体位于细胞的内部，是细胞的"发电站"。研究发现，这种损伤是可逆的，研究人员让 14 名老年人进行了 6 个月的力量训练，然后发现他们肌肉中的基因表达谱显著地年轻化了。这项研究得出的结论是：锻炼能够使老年人的肌肉"返老还童"。

运动是强化心肌功能的"良药"

2006 年 11 月中旬，法国全国健康与医学研究所公布的一份研究报告称，有效减少休息时的心率，是提高长寿概率的秘诀。这家研究所从 1967—1972 年间招收了 4 320 名 42～53 岁自愿接受检测的男性，研究小组在巴黎欧洲蓬皮杜医院儒温医生的领导下，对他们进行了长达 20 多年的跟踪调查。统计表明，5 年里心跳频率的降低与死亡风险的降低之间存在某种关系。安静休息时脉搏数减少 7 次的男子和正常脉搏（约为 72 次 / 分）的男子相比，早亡的风险降低了近 20%；反之，休息时心跳频率更快的人，死亡风险则提高了近 50%。这份报告公布于 2006 年 11 月 15 日在芝加哥举行的美国心脏协会年会，公布后引起了普遍的关注。怎样才能使休息状态下的心率变得更缓慢呢？儒温医生指出："经常进行体育运动是唯一的上佳良方。"

体育运动锻炼了心肌，使心肌更加强壮，泵血有力，因而不需要更多的心跳次数，即可达到血液循环所需的供血量。运动有利于降低心率，但是应该反对过度运动，过度运动常常会适得其反，有害健康。虽然有些职业运动员平静时的心率甚至能降到 40 次 / 分以下，但由于长时间的过度运动，心肌可能已经受到损伤。

长期深居简出、排斥运动的一些人，平静时的心率也会降至很低，但他们中的多数人心脏并非处于健康状态，而是很衰弱，泵血无力，经常伴随着身体困倦，头昏眼花，行步蹒跚，稍有惊动或身体负荷增加，心率就会急剧增加，呼吸急促到喘不过气来。缺乏运动、心肌衰弱的结果甚至会导致心率愈来愈缓，以致有人会降到 40 次 / 分以下，伴随着心律失常、大脑缺血，最后不得不安装心脏起搏器来控制心率。

运动是控制人体骨骼中骨质
新陈代谢的推手

人体健康骨骼的维持有赖于新旧骨质的新陈代谢。骨质疏松常发生于中老年人群中，人们普遍认为这是由于缺钙所致，但是患者在大量补钙之后，却常常消除不了骨质疏松，反而出现骨质增生或骨刺。这样的例子比比皆是，何以如此？原因很简单，正是因为长期缺乏足够运动的缘故！

运动可使骨骼在正确的部位受力，受力处的骨骼化学位能高，血中的钙便优先往此处沉积，骨骼缺乏受力，钙质就会沉积在不该沉积的地方，骨质增生（骨刺）也就应运而生了。

人类平常的食物中并不缺钙，大家都认为喝牛奶可以补钙，其实蔬菜中也富含人体所需的钙。中国农业大学营养学家范志红的分析结果表明，许多蔬菜包括菠菜、苋菜、芥菜、芹菜等都富含钙。大豆、虾皮、芝麻中钙的单位含量更高。

一家老小吃同样的膳食，年轻人不得骨质疏松，唯独中老年者易得，原因虽非单一，但主要还是由于一些中老年人缺乏必要的运动锻炼。本书中"骨质疏松与骨质增生"一章对此有详尽的论述。

运动有助于调节人体血液的酸碱平衡

pH 是酸碱性的指标，pH 等于 7 是中性，小于 7 是酸性，越小酸性越强，大于 7 是碱性，越大碱性越强。人体血液正常酸碱度的 pH 为 7.40 ± 0.05，即 $7.35\sim7.45$，即使低到 7.35，到了酸中毒的边缘，终归大于 7，所以这时血液也还得算是偏碱性的。

人体内碳水化合物的"燃烧"使得机体获得了能量，保证了机体的运转。但是碳水化合物"燃烧"后得到的产物是酸性阴离子 HCO_3^-（碳酸氢根），它随静脉血液流经肺脏，经呼吸脱去了酸性之源的 CO_2（二氧化碳），使血液不会过度酸化。血脉通畅是促使动脉血液输送至全身、静脉血液流回心脏的关键，而运动是保证血脉通畅的必要条件。

运动不仅活跃了全身的筋骨和肌肉，也活跃了全身的毛细血管，促进了血液的流动。那些不爱运动的人，容易造成血液循环不畅，毛细血管里血液瘀滞，机体缺氧，二氧化碳潴留，血液就容易"酸化"。

运动能够降低罹患老年性痴呆
（阿尔茨海默病）的风险

2006 年 11 月 29 日英国 BBC 中文网报道：英国老年性痴呆研究信托基金行政总裁丽贝卡·伍德说，他们正资助研究大脑含氧量在淀粉样蛋白质斑块集聚过程中所扮演的角色。据信这种在大脑海马区形成的淀粉样蛋白质斑块，是患老年性痴呆的根本原因。科学家已经了解到，人们如果患上某些影响大脑氧气供应的疾病，就会比较容易患上老年性痴呆。英国老年性痴呆学会研究总监巴拉德教授指出，有证据证明，大脑不断获得良好的血液与氧气供应，对降低患老年性痴呆的风险极为重要。他说："我们深信通过经常运动能够降低患上老年性痴呆的风险。"

2014 年 7 月 3 日英国《每日邮报》网站，以"走路可以降低老年性痴呆风险"为题，报道了英国剑桥大学公共卫生研究所卡萝尔·布雷恩教授的研究结果——有规律的身体锻炼可确保富氧的血液持续稳定地流向大脑，这样，可以防止大脑中淀粉样蛋白质斑块的堆积。布雷恩说，这种疾病有三分之一都是生活方式导致的，其中缺乏锻炼是最重要的原因。研究显示，一周锻炼 3 次，每次 20 分钟就能大大降低罹患老年性痴呆的风险。

运动能够降低患癌的概率

2016 年 5 月 16 日《美国医学会杂志·内科学卷》双周刊网站公布了一份报告。报告综合了 12 个大型欧美科研项目的成果指出，每周进行平均 150 分钟中等强度的运动，例如快步行走，就可使患肺癌、肾癌、消化道癌等 13 种癌症的风险平均降低 20%~40%。即便对那些长期抽烟的瘾君子，运动也表现出明显的抗癌作用。

结　语

生命在于运动。运动是维持身体正常代谢平衡不可或缺的催化剂，也是保证身体健康的必要条件。过度运动有害健康，但不能因噎废食。运动种类、运动量和运动强度的大小，要根据不同人群、机体强弱、是否患有疾病以及患病程度而定。运动之功效在于持之以恒，不可急求速效而进行不适合自身具体情况的运动。对于中老年人群，甩开双臂大步行走是最为适合的运动。量力而"行"就能够达到预期的锻炼目的。

第二章　水是生命之源

　　所有陆地上的水都来自天上的降雨和降雪，水源则出自大海。雨水和雪水流过山野，汇入河流，又回归大海，如此循环不息。地面的水也渗入地下，在这个过程中溶入了地层岩石和土壤中的各种矿物质元素。渗入地下的水被不同的地层所保留，有数米深的浅层水，有数十米到二三百米深的中层水，也有深达千米以上的深层地质水。

　　从地面深入地下每 100 米，水温随地温平均升高 2~3℃，地层愈深，所储存水的温度也越高。从 1 000 米及更深处流出来的水是温泉，而从四五千米深的地下冒到地面来的水都是沸腾的，那是蒸汽喷泉。

　　地下巨大的压力，使得水的溶解度加大。因此地下水层愈深，含的矿物质也愈多。地表或地下水成岩（沉积岩）的主要成分是碳酸钙（石灰石、大理石），地面常压下，它在水中的饱和溶解度很小，每升水中只有 0.015克，也就是只有 15 毫克。

　　在地层深处常积聚着高压的二氧化碳。比如 1986 年8 月 21 日，喀麦隆的尼奥斯湖发生了湖底地层深处二氧化碳的大喷发，使 1 700 人和 3 500 多头牲畜窒息死亡。

二氧化碳在高压下会和碳酸钙结合转变成碳酸氢钙，它比碳酸钙的溶解度可就大多了，每升水能溶解碳酸氢钙500毫克以上。流到地面上的含钙丰富的深层泉水，常被称为硬水。

大自然中最纯的水是雨水和融化的雪水，水中除了溶解了空气中微量的氮化物以外，几乎不含任何矿物质元素。地表水，像河水和湖水，多系降水集聚而成，仅含有少量的矿物质，我们称这样的水为软水。

硬水一经煮沸，碳酸氢钙分解，二氧化碳跑掉后又回复为碳酸钙，它的溶解度一下子变小，就会沉淀下来，这就是我们家中水壶里的"水碱"。有时水碱呈棕红色，那是因为水中的铁随碳酸钙一起沉淀了下来。

由此我们可以得到这样的结论：白开水是"纯化了"的水，杀灭了细菌，沉淀了过多的钙和铁，但还保留了一定量的矿物质。

水是人类生命之源。人类在进化过程中总是傍水而居，所以中国的黄河，西亚的幼发拉底河、底格里斯河，非洲的尼罗河等河流域，才会成为人类进化过程中重要的栖息地，诞生了大河文明。

水对人类机体的重要性

人体内的水约占体重的70%，大脑中含的水量还要更多，将近85%。机体各器官中的生物化学反应和新陈代谢一般在水溶液中才能进行。含有大量水分的血液将营养物质、各器官产生的酶以及氧输送到各细胞组织中，同时又将机体内代谢的废物和有害物质通过肾脏以尿的形式排泄掉，尿液的主要成分还是水。

水维持着循环、呼吸、消化吸收、分泌和排泄等各项生理功能。如果缺水，这些生理功能就会受阻或停顿，当机体失去体重 10%的水时，生命就难以维持。

人类在进化早期每天都要吸收大量的水。水的来源首先是吃下的大量嫩叶和鲜果。浆果和嫩芽中的水要占 80%～90%，嫩叶和根茎中也要占 60%左右，坚果的果仁中含水量则较低。以古人类食物中平均含水 70%计，如果每天食取的嫩叶鲜果有 2～3 千克，那么顺带吃下去的水就有 1.5～2 升之多。古人类在觅食、狩猎过程中身体要消耗大量的水，所以每天还要从山泉溪流里补充大量的水。

人类进入农业社会后，学会了耕种和畜牧，食谱发生了很大的变化。由于很容易从粮食中获取足够的能量，从家禽、家畜的肉类里获得丰富的蛋白质，因此吃下去的食物的量大大减少了。食物中蔬菜水果的比重也和古人类无法相比，从食物中吸收的水相对要少得多。从此，人类进入了身体相对缺水的时代。现代的人类情况要严重得多，经常不到口渴就不喝水，而口渴则表示身体已经非常缺水了。所以说，现代人类事实上长期处于相对缺水的状态。

在 5 000～6 000 年前，由于浆果和粮食的自然发酵，人类社会中出现了酒。约公元前 3 世纪成书的《黄帝内经》已经记录了黄帝关于造酒的对话，当然那时的酒还不是白酒，里面的主成分还是水。自从酒出现以后，有的人开始以酒代水，不愿意再多喝水了。古代小说中常常有渴了"大碗喝酒"的记述。确实，含酒精的饮料比水更容易解渴，蒙蔽了口腔的渴感。酒中虽含有多量的水，但是酒并不能代替水，酒精可使血液循环加快，会消耗更多的水，反而使机体更加缺水。

中国人饮茶据说始于秦汉，雅称品茗。茶中含的咖啡因有提神解渴的效果，少饮即能解渴，但结果还是让人体缺水！

近代以来从热饮的咖啡到冷饮的可乐、汽水，各种花样翻新的饮料充斥着人们的生活。热咖啡中含很多咖啡因，相当多的冷饮料中也都添加了咖啡因，目的是提神解渴。但如果你真的因此少喝水，那就大错特错了。

根据前面的估算，进化中的古人类每天摄取的水量平均不会低于 3 升，其中食物鲜果嫩叶中的含水量就占 2 升。人类机体的新陈代谢会自动取得水的平衡，每天通过尿液、排便、呼气、皮肤蒸发等渠道，也会大致排泄掉等量的 3 升水。今天，我们人类每天从正常的饮食中摄取的水实际不足 1 升，所以还应该补充喝下 1.5 ~ 2 升的水。

各种甜味的饮料虽然含有大量的水，但绝不是补充水的好来源。以可乐或汽水等软饮料为例，如果你喝下 2 升的饮料，按照包装上的成分表，你同时就相当于吃下大约 60 克的糖，外加防腐剂（苯甲酸钠）和咖啡因。

缺水将引起大脑灰质的缩小，会严重影响大脑的工作方式和效率。英国伦敦大学国王学院精神病研究所的马修·肯普顿和乌尔里克·埃廷格研究小组 2010 年做了一个实验，让一群十几岁的青年骑自行车 1.5 小时，然后趁他们大汗淋漓之际，对他们的大脑进行扫描。结果明确地观察到，他们的脑组织比出汗前缩小了，在充分补充水以后，大脑才逐渐恢复了原状。

生活中很多老年人不爱喝水，有些人甚至从来不在饮食之外补充饮水。为什么老年人不爱喝水？这是因为老年人常常不易感到口渴。2007 年 12 月 19 日美国健康日网站报道，澳大利亚墨尔本大学神经影像学专家加里·依根教授做了一次实验，对两组对象进行研究：一组包括 10 名青年男子，平均年龄 23.7 岁；另一组包括健康老人 12 名，平均年龄 68.1 岁。实验通过静脉注射等量盐水使受试者口渴，然后让他们慢慢喝水，喝到使自己不再感到口渴为止，这时对他们进行脑部扫描。研究结果显示，老年组普遍喝水较少就止渴了，大脑对口渴的反应明显比较迟钝。依根教授认为，这是由于老年人机体信号传输变弱，大脑的指挥速度也"慢半拍"的缘故。这一研究结果发表在当月的美国《国家科学院学报》上，结论是：老年人应该做到不渴也要适量喝水。

喝水也有应该注意的地方：

第一，不宜牛饮，要分多次饮用。古人类因活动范围很大，到河边就要一次尽量喝足，现代人当然没有必要照搬古人的喝水方式。

第二，夏天如果出汗很多，饮水时在水里最好稍加点低钠盐，以不感到明显的咸味为度。古人类取食大量嫩叶、鲜果汁液，其中富含矿物质，现在我们用白水来顶替蔬果汁就差多了。所以在夏天出汗多时，就需要额外加以补充，以免缺钾或缺镁而造成机体电解质的紊乱。

市售的低钠盐含氯化钠 65%、氯化钾 25%、硫酸镁

10％，还有微量的碘。饮用淡盐水，可以更好地补充出汗、排尿流失的矿物质。

水是最好的药

美国医学博士巴特曼 1992 年出版了一本关于水的书，中译本为《水是最好的药》（吉林文史出版社，2006年）。巴特曼根据自己多年的临床实践，认为许多疾病的产生都是缘于缺水。

巴特曼认为，慢性疼痛包括胃痛、风湿性关节炎痛、腰背痛、行走时腿疼、头痛或偏头痛、肚子痛或便秘，都主要缘于缺水。例如，椎间盘支撑着人体上半身重量的75％，如果椎间盘缺水就会引起腰背痛。巴特曼曾用饮水的办法治愈过不少胃痛的患者。他认为，幽门螺杆菌本是人体的共生物，天生就存在于胃肠道中，只是由于缺水才让它们活跃起来并感染胃和十二指肠造成溃疡。

还不止这些，巴特曼说，缺水还会引起心脏病、高血压、高胆固醇血症、哮喘、老年性痴呆、精神压抑等疾病。

巴特曼是美国科班出身的一名医学博士，他的导师亚历山大·弗莱明是盘尼西林的发明者，1945 年获得了诺贝尔化学奖。

人体适当的补水量应该是 1.5~2 升，但也绝不是水喝得愈多愈好。过量地饮水可能会走入另一极端，发生水中毒。这时血液被稀释，渗透压力让水向含盐量较高的细胞内渗入而产生细胞水肿，颅内压力升高，出现头疼、恶心和心跳异常，严重时会出现昏迷、抽搐甚至死亡。

2007 年 1 月，美国加利福尼亚州三个孩子的母亲、28 岁的斯特朗，参加了萨克拉门托 KDND 调频电台举办的一次荒唐的喝水比赛。为了争夺名次，她喝下了过量的水，随后开始抱怨头疼，数小时后死亡。经法医鉴定，斯特朗死于水中毒。

喝什么样的水最好？

天然的水中，如果溶有某些微量的金属离子，舌头不同的部位和鼻腔能感觉出微微不同的味道，比如钙离子甜、镁离子苦、钠离子和锂离子咸、钾离子涩、亚铁离子腥……

由于碳酸氢钙的溶解度较大，而溶进水中的其他碳酸盐离子相对较少，因此富含碳酸氢钙的深层矿泉水，其味略显甘甜。当水中氯离子的含量增加时，所有其他离子溶入水中的浓度都会随之大大增加，这时水的味道则会显得咸涩，这常常是浅层井水的特征，尤其是离海边不太远的浅层井水表现得最为突出。

本书作者之一在 20 世纪 60 年代末曾短期在江西鄱阳湖周边生活，发现鄱阳湖周边红土层的浅层水含大量的氯化亚铁。清澈的水经太阳一晒，几乎无色的亚铁离子被氧化和水解成了棕黄色不溶于水的氢氧化铁。

西方一些国家的自来水可以直接饮用，中国目前暂时还不行。那么，在中国人们喝什么样的水最好呢？

煮沸约半分钟后的水是最好的水，也就是白开水。水中如果含过量的钙、镁、铝、铁、硅以及重金属等就会在煮沸过程中随着碳酸钙的沉淀而共沉淀下来，水煮沸的过程本身就是一次对水的精彩的纯化过程，其意义非凡！虽然白开水中的矿物质要比天然水中的略少，但是机体对矿物质的有效吸收，主要是从食物中以有机化合物的形式吸收，水中的那点无机离子，其营养价值实在是微不足道。

煮沸约半分钟可绝对可靠地杀灭水中 99.99% 以上的细菌、病毒等病原微生物。有报道说，在深海火山口附近曾发现有耐 100℃ 的高温而正在生活着的细菌。但是不用担心，我们的自来水或其他来源的天然水中，完全不可能生活着这种细菌。

煮沸约半分钟可以将水中有害的微量亚硝酸盐氧化为对人体危害小得多的硝酸盐。

煮沸约半分钟足够分解和逐走自来水中残存的氯。自来水厂为了消灭水中的细菌，经常会在水中溶入一定量的氯来进行消毒，因此有的自来水会微微带有氯的气味。煮沸半分钟足以使这些残存的氯随着水汽挥发掉，也足以带走可能存在的微量有机氯化物。

煮沸约半分钟后的水是味道最好的水。不要煮沸时间过长，否则水蒸发得太多，会因浓缩了氯化物而使味道变差。

水就是水，一切给水戴上各类功能花环的宣传都是没有意义的

近些年来，一些商家给水加上包装、戴上功能的花环，制成了眼花缭乱的商品。例如高渗透水、小分子水、频谱水、太空水、离子水、富氧水、活性水、电解水等等

不一而足。其实水就是水，给水戴上一切功能的花环都不能改变水的基本作用。

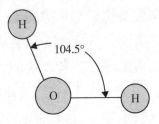

104.5°

图 2-1 单个水分子的结构

水分子的化学式是 H_2O。式中 2 个氢（H）原子和 1个氧（O）原子之间不是排成直线的对称形式，而是有一个 104.5° 的夹角，这样水分子就有了极性（图 2-1）。靠氧的一边极性偏负，靠氢的一边极性偏正。不同水分子的正、负极之间会形成一种引力，称作氢键。水分子由氢键互相联系，组成含有多个水分子的团。水分子团有大有小，大小不等；团内的水分子数有多有少，多少不一。团内的成员也并不固定，不时交换，不存在固定结合、长期稳定不变的水分子团。

水分子团一方面在进行热运动，一方面也在互相不断交换成员、打散和重组。随着温度的升高，水分子团的运动和相互碰撞加快加剧，较大的分子团便被热运动撞碎和抖散，成为较小的分子团。在水温升到 100℃时，水分子团早就分散成单个的水分子了。所以，水分子团的大小和所含水分子数的多少，只与水的温度有关。

随着水温的降低，水分子的运动能力和占有的活动空间都在减小，所以水的密度会随温度的下降而变大（图2-2）。水温的下降使水分子的动能降低而更容易互相靠

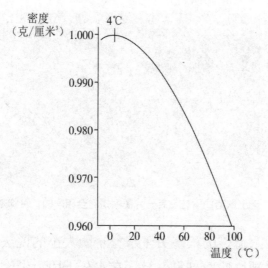

图 2-2 水的密度 – 温度曲线

近，它们氢键间的缔合能力也会变强。只有在较低的温度下，体积大且水分子数很多的水分子簇、水分子环甚至水分子笼，才有可能生成。它们不可能在很大的温度范围内都稳定存在。

　　水的密度随温度的降低而升高，但水温降到 4℃ 时，密度值达到峰值。继续降温，水的密度 – 温度曲线开始发生反转，密度不升，反而随温度的降低也降低，说明这时有了结构蓬松的大水分子阵列生成。温度再降低，大的水分子阵列会愈来愈多，降到 0℃ 以下时，水分子就靠氢键结晶成立体六方格子点阵的固体冰。这时的水分子被固定，不能再"随热起舞"了。

　　雪花最能体现出水分子按立体六方格子点阵结晶的特点。天上飘落的雪花没有一片图案是完全相同的，但万变不离其宗，都是六角的（图 2-3）。

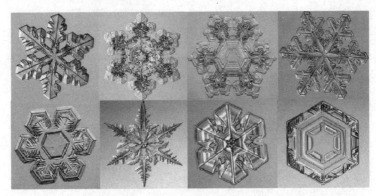

图 2-3 天上飘落的雪花没有一片图案是完全相同的，可都是六角的

社会上流传的很多关于水分子团大小的说法，其实均属不得要领。然而日复一日，在水分子团上做文章的广告未见消减，反而更加花样翻新。

事实上一切外加的电场、磁场、超声场等"场"，对水分子团的大小和组成，可能会有一时的某种影响，但是一旦撤掉这些"场"，这点影响也就会随之消失，水还是原来普通的水，不可能留下任何痕迹。因为一次"场"的影响，不可能永远改变那两个 O-H 键间 104.5° 夹角的度数，也不可能改变 O-H 键 0.096 纳米的长短。换句话说，你不可能永久改变水分子原来的极性。所谓"频谱水""超声水""磁化水"能够长期稳定改变水分子团结构的说法，都是没有根据的。

"离子水"和"电解水"更是忽悠人的。水分子非常稳定，它的电离度极低。纯的水中通常并不存在可检出的氢离子（H^+）和氢氧根离子（OH^-）。纯水中电解过程不能发生，不溶入电解质（例如食盐），也不可能增加水的电离度。普通的水里面本来就溶有微量的钙、镁、铁等阳离子和氯、碳酸根等阴离子，如果这样的水就叫做离子水的话，那么只有蒸馏水才不是离子水。

什么是"富氧水"？只要往水里鼓进空气泡，或者将水向空中高高喷洒，落下后就能增加水里的含氧量而成为"富氧水"。这样的情况常发生在养鱼池里和市场卖鱼的水箱里，这是为了怕鱼缺氧窒息。池水里缺氧时，鱼群就会浮到水面上来吞吐吸氧，这是夏天在鱼池里常见的现象。因此把鱼放进无氧的凉白开水里，鱼很快就会憋死。鼓吹喝矿泉水、反对喝白开水的人说："你看，鱼喝了凉白开水都会死掉，人喝了能好吗？"其实，人不是用鳃呼吸的鱼，机体吸收氧主要是通过肺而不是胃，有什么根据要求喝的水里一定要富氧呢？

再说说碱性水。有一家水商在广告中声称：健康人的血液是弱碱性的，所以要喝弱碱性水。他们把两张 pH 试纸分别放到两杯水中，通过试纸的颜色来证明他们的水是弱碱性水。究竟什么是"弱碱性水"？其实天然的水基本都是中性的，如果溶入了空气中的二氧化碳和某些腐殖质的有机酸，有可能会呈微弱的酸性。要制造"弱碱性水"太简单了，只要往水中微微添点烧碱、纯碱、小苏打甚至石灰都行，几乎不费成本而且简单易行。关键在于，人的胃液是强酸性的，长期喝弱碱性水并不会带来任何好处。

……

水分子进入人体以后和血浆、胶原蛋白、细胞、骨骼等结合，就不再存在自身单独游离的水分子团。水就是水，一切将商品水赋以种种功能并拿来做文章都是不可靠的。2005 年 7 月 11 日，卫生部已发表公告：任何涉水的产品都不能宣传自己有保健功能！

水中有害物质的自然产生

空中雷电放电对氮和氧的电合成作用、地面上有机氮化合物（如动植物蛋白质）的分解，以及化肥中氨化合物的氧化，都会产生一定量的硝酸盐。硝酸盐是植物求之不得的肥料——氮肥。天然水中的硝酸盐大部分都为植物的根系所截留，所以地下浅层水和地表水中含硝酸盐很少。即便存在少量的硝酸盐，对人类的机体也不足以造成危害。所谓的"少量"，根据我国规定是不超过 10 毫克 / 升。通常，我们饮用的合格自来水远远不会超标。

水中的少量硝酸盐会被细菌或落入的有机灰尘还原为亚硝酸盐，这个化合物进入人体会转化为亚硝胺，高含量的亚硝胺对人体是有害的。北京大学水专家冯建章教授曾对水中硝酸盐转化为亚硝酸盐的过程进行了细致的跟踪研究。他将一杯凉白开水在室温下敞口放置，连续检测其中亚硝酸盐的含量，一直到了第 70 个小时以后，也就是第四天开始，才检出这杯水中有亚硝酸根离子出现，但含量极微，没有超过 1 毫克 / 升。所以，人们完全没有必要为水中这点微量的亚硝酸盐而犯嘀咕。不过有一点还是要提醒大家，虽然这种低含量的亚硝酸根离子对人体不会造成伤害，但我们还是尽量不要喝敞口放置超过三天以上的水为好。

对桶装水的质疑

常见的图 2-4 这种饮水机，既有凉水也有热水，取水方便，水用完了换水桶也很方便，所以是一些家庭和公共场所里常见的饮水设备。可这种饮水机实则存在卫生隐患。

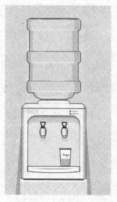

图 2-4 饮水机

取水的人可以看到，每次从饮水机接一杯水，就会有相同体积的空气从水桶的底部咕嘟嘟地经过水体冒向桶的顶部。化学实验室里一种叫"洗气"的做法，其原理与此完全相同。也就是说，在冒泡的过程中，气体中含有的物质会有效地交换到液体中去。所以使用饮水机取水的过程，就是将室内空气中的物质，包括灰尘、人呼出的废气、悬浮的病毒和细菌等不断"洗"进水中的过程。桶里的水越少，有害物质浓度就越高。在公共场合特别是在医院里，我们也常常见到这种饮水装置，想想看，喝这种水就算不会让人立马生病，也够闹心的了。

"高端水"的神话

近些年来水的市场愈来愈大，种种"高端水"也应运而生。一些"高端水"远从法国和意大利进口，一瓶200毫升的水售价居然高达数十元甚至数百元不等。这种水是怎样表现出它的高端的呢？消费者又能怎样来判断呢？

所谓的高端矿泉水根本就没有标准，因为任何国家都很难制定出一种标准，来说明这些水究竟高端在哪里。没有标准怎么办？生产商通常是靠宣示自己水源地的"高贵"来标榜水的"高端"，比如来自阿尔卑斯山深泉、来自捷克苦泉、来自意大利山峰矿泉、来自贝加尔湖深井矿泉、来自喜马拉雅高山冰河水源……种种如是，不一而足。

没有标准也就没有对水评定的方法，怎么办？一种名为"品水师"的职业应运而生。水从化学的基本性质上来说，是一种无色、无臭、无味的液体。天然水中的那点极微量混合的离子，用最灵敏的分析仪器都没有办法鉴定出来它们和口腔感觉的关系，但是品水师却能像品鉴葡萄酒那样经过"望、闻、品"来评定出矿泉水的"品质"。

除了必须符合卫生条件以外，无色、无味、无臭的商品水如何能成为餐桌上的高端水，在一些国家里就由品水师说了算。当然这些高端水的消费者们显然不会是普通的平民百姓，他们是"国王"，他们乐意接受水商和品水师们献给他们的"皇帝新衣"。

结　语

水，仅仅就是水。水在身体中的功能极端重要，起一种溶剂的作用，参与人体一切新陈代谢的过程。人体的营养物质主要取自食物而非水，各种饮用水里溶解的那点微量无机离子对身体的营养价值，实在是无足轻重！一切形形色色的广告水，都只属商业行为，不存在科学上的意义。

水是生命之源，最好的饮用水是白开水！

第三章　有酸性体质和碱性体质吗？

　　有关酸性体质和碱性体质的说法，近年来在国内外流传甚广。这种"理论"认为：健康人的机体和血液是弱碱性的，而虚弱多病的机体则偏向弱酸性；酸性体质是百病之源，癌症患者都属酸性体质，血液呈弱碱性者永远不会罹患癌症。由这种理论派生的一种治疗酸性体质的"偏方"也因此而大行其道，即吃碱性的食物、喝弱碱性的水来中和机体的酸性。

　　但是，何为酸，何为碱？人体真的有酸性体质和碱性体质之分吗？是否生病的人血浆都是酸性的？食物能否改变人体血液的酸碱性？究竟又是什么因素会影响血液的酸碱性？现在，我们就用科学说话，把事实逐一厘清。

什么是"碱性食物"？什么是"酸性食物"？

　　支持人体存在酸性体质和碱性体质说法的人，把含丰富抗坏血酸（维生素 C）的蔬菜和水果都说成是碱性食物，各种肉、奶等含动物蛋白以及提供人体能量的碳水化合物——糖类，都被归于酸性食物范畴。由此产生了一套养生理论——如果人每天吃的食物以酸性为多，久而久之就会造成体质酸性过高，进而患上各种慢性疾病。想维持身体的健康，每摄取 20% 的酸性食物，就需要搭配 80% 的碱性食物。

上述说法有科学依据吗?

物质酸性和碱性的科学涵义，是针对它在水溶液中所电离出来的氢离子浓度 $[H^+]$ 的大小而言，氢离子浓度体现了酸碱度。氢离子浓度高，则酸性强;氢离子浓度低，则碱性强。不溶于水的固体和液体，以及有机化合物中那些虽溶于水但不能电离析出氢离子的，都表现不出酸性和碱性（长碳链不溶于水的有机酸，如脂肪酸是另一类的酸，不在此讨论之列）。溶液酸性和碱性的强弱，科学上常用"pH"来标注。pH 是氢离子浓度负对数值的表达符号，数值从 0 到 14。当 pH 为 7 时溶液呈中性;pH 低于 7 时溶液呈酸性，pH 越低酸性越强;pH 高于 7 时溶液呈碱性，pH 越高碱性越强。除此之外，对物质的酸碱性不存在其他任何科学的定义。

溶液的酸碱度通常可以用 pH 试纸的显色粗略地检测出来。一切植物的液汁，特别是那些水果的果汁，因为多含维生素 C（抗坏血酸）和果酸，其 pH 普遍都低于 7，有的水果像酸葡萄的 pH 甚至低到 2~3。一切在水中不溶，或在水中能溶但不能电离的有机物，包括肉、奶、蛋、糖和淀粉等，都根本表现不出酸碱性之分。所以，硬把一切植物类食品说成是碱性的，将动物类食物以及糖类都说成是酸性的，是完全没有科学依据的。

那么，所谓酸碱食物分类和酸碱体质的说法，又是从哪里来的呢？在这里必须要提到一个代表性人物——来自日本的西崎弘太郎博士。

西崎弘太郎博士大约在 20 世纪末做了这样的实验：把植物类的食物和动物类的食物分别在高温下烧成灰烬，放入水中浸取，测定这些灰烬水浸取液的酸碱度。结果发现，植物类食物灰烬的浸取液多数呈很强的碱性，而肉类食物灰烬的浸取液基本是中性或弱酸性的。他用酸或碱的标准溶液滴定不同食物等量灰分的浸取液，得出了灰分酸碱度大小的序列，并且根据灰分浸取液的酸碱度，将食物分成与表观酸碱性相矛盾的两大类。他的分类方法逐渐流传开来，并为一些营养学家所接受。

西崎弘太郎的食物分类方法和食物表观酸碱性的矛盾，引起了人们习惯认识上的混乱，也给所谓"碱性食物能够吃出弱碱好体质"的理论留出了臆测的空间。究竟西崎弘太郎的食物分类方法有没有科学性和必要性呢？

我们都知道，植物生长最需要的肥料之一是钾，它以有机钾的形式主要存在于植物纤维素之中。将植物烧成灰烬，钾最终会以碳酸钾的形式留存下来。碳酸钾易溶于水，它的水溶液呈很强的碱性。所以可以看出，西崎弘太郎测定酸碱度序列的方法，实质上反映出的是食物中钾的含量。动物肉类食物中富钠、富钙、富镁、富铁、少钾、多氯，灼烧残渣中可溶部分的化学元素多形成氯化物，其中留存最多的是氯化钙、氯化镁和氯化铁，它们都是表现为弱酸性的。所以用标准碱液滴定出来的酸度序列，其实是反映了肉类食物中氯化物，特别是氯化钙、氯化镁和氯化铁的含量。

了解了西崎弘太郎的测定方法之后，我们就明白了，测定过程烧掉了一切能挥发的营养物质，包括纤维素和维生素，只测定出了灰分浸取液的酸碱度，这样的序列并不具有营养学上充足的参考价值。

以西崎弘太郎的酸碱分类为基础，后继者又陆续演绎出了更多的理论。比如他们认为酸性食品和碱性食品的划分，是根据食物在人体内最终形成的代谢产物而定的。如果代谢产物内含钙、镁、钾、钠等阳离子多，即为碱性食物；反之，含硫、磷较多的即为酸性食物。这样分出的碱性食物有瓜果蔬菜、海藻等，鸡、鸭、鱼、米等则属于酸性食物……

很显然，这种根据所谓代谢产物中元素种类和含量进行的分类，也是非常轻率且没有临床和科学依据的。

食物会影响人体血液的酸碱性吗？

人体体质的酸碱性取决于血浆的酸碱性，而食物是不可能影响血浆的酸碱性的。

人体的血浆是除去血细胞和血小板以外的一种复杂的胶体溶液，它的酸碱度正常 pH 是 7.40 ± 0.05，也就是在 7.35~7.45 的范围以内。正常人体在安静状态下动脉血浆的 pH 为 7.40，静脉血浆 pH 为 7.35。

人体的胃液是强酸性的，pH 只有 2，一切进入胃里的食物全都会成为酸性的半消化物，进入小肠后被碱性的胰液中和，pH 就会逐渐上升，逐渐转化成为弱碱性的消化食糜。其中的蛋白质，无论是植物性的蛋白质，还是动物性的蛋白质，都会酶解为各种氨基酸而被吸收，碳水化合物则会被水解成葡萄糖而被吸收，根本不会区分它们是来自所谓的酸性食物还是碱性食物。

根据从食物中吸收的酸和碱以及身体代谢的实际情况，正常人的肾脏可以通过尿液的排泄，自动排出多余的酸或碱来维持血浆的正常 pH，因此可以发现，人尿液的pH 有时会降至 4.4，也有时会升到 8.2，根本就不存在食物会影响体质酸碱性一说。中国营养学会理事长程义勇曾对《生命时报》记者明确表示："我们检索了全球近 50年来 1 000 多篇有关机体酸碱平衡的论文，没有发现因为食物的酸碱性而引起酸碱体质的研究报告。"

举一个说明食物并不能影响机体酸碱性的生动例子：两次诺贝尔奖获得者、著名的美国化学家鲍林教授，1981年夏天应邀访问北京大学时，作了一次关于维生素 C（抗坏血酸）对人体医疗作用的专题演讲。鲍林列举了许多临床实例，说明大剂量服用维生素 C 对一些疾病有预防和治疗的效果。他自己本人就是一位服用大剂量维生素 C的身体力行者。演讲中鲍林惊人地透露，他每天服用维生素 C 的量有 10 ~ 20 克之多，相当于中国市售的维生素 C药片 100 ~ 200 片。他说自己从来不用药片，而是直接购买纯的抗坏血酸（维生素 C）药粉，用汤匙送入口中用水冲服。报告引起听众极大的兴趣，演讲结束后有听众提问：服用这样大量的维生素 C 不会影响人体血液的酸碱平衡吗？鲍林回答："完全不会，我的尿里全是维生素C。"鲍林健康高寿至 93 岁，他长期服用大剂量维生素 C

（抗坏血酸）的经历生动地说明，食物本身的酸碱性根本不会影响正常人体血浆的酸碱平衡。

真正能影响正常人体血浆酸碱平衡
的不是食物而是肺的呼吸

对于正常健康的人来说，有能够真正影响血浆酸碱性的因素吗？有的，但不是食物而是肺的呼吸。

人体的血浆本身含有许多复杂（弱酸盐／弱酸）的"缓冲对"，自动起着酸碱平衡的缓冲作用，不让血浆的 pH 有明显的波动。可是其中也有真正能显著影响正常人体血浆 pH 的因素，但它与食物的酸碱性无关，而是产生于碳水化合物"燃烧"后的产物——酸性阴离子 HCO_3^-（碳酸氢根）的代谢过程。肺泡吸进代谢需要的氧，通过血液中与血红蛋白结合的三价铁（Fe^{3+}）输送到机体的各个部位，输送完氧后血红蛋白里的铁离子就被还原成二价的 Fe^{2+}，携带着机体"燃烧"后的酸性废物 HCO_3^- 以及和它配对的 H^+ 随静脉血液再回流到肺里。因为静脉血液较为富含酸性的 HCO_3^- 和 H^+，所以它的 pH 总是会比动脉的低。

返回肺泡里的 HCO_3^- 会进行下面的化学反应，交换并呼出大部分的二氧化碳（CO_2）：

$$HCO_3^- \rightarrow CO_2\uparrow + OH^-$$

这样就留下了碱性的 OH^-（氢氧根）基团。所以实际上酸性的 HCO_3^-、H^+ 和碱性的 OH^- 之间浓度的平衡决定了血浆的酸碱性。在上述化学方程式中，如果反应更加向右，也就是 CO_2 排放得多，则血浆中碱性的 OH^- 就多，酸性 HCO_3^- 和 H^+ 就少，血浆的 pH 就会高于 7.40；如果反应不顺，则 HCO_3^- 和 H^+ 多，OH^- 少，血浆的 pH 就会低于 7.40。

这是一种从化学反应平衡角度的刻板叙述，正常的机体会通过肺和心对呼吸的深度和心跳的频率进行调节，自动恰到好处地控制血浆中各种离子的浓度比例，使血浆酸碱度始终保持在 pH＝7.35~7.45 的正常范围之内。

所以说，对人体血液酸碱性真正能产生影响的是呼吸而不是食物。

携带 HCO_3^-、H^+ 回流的静脉血的颜色，为什么比携带氧的动脉血的颜色深而暗？这是因为动脉血液富氧，其中与血红蛋白结合的是三价铁（Fe^{3+}），回流的静脉血中缺氧，三价铁被还原成了二价铁（Fe^{2+}）的缘故。三价简单无机的铁离子是橙红色的，二价简单无机的铁离子是绿色的。分别与血红蛋白结合的 Fe^{3+} 和 Fe^{2+} 颜色差别更大，前者更红，后者更暗，这就使得静脉血液的颜色总要比动脉血的颜色暗得多。人们常看到皮肤下静脉的"青筋暴露"，其原因就在于此。

"酸性体质"和"碱性体质"的真相

保持经常运动和在大自然富氧的空气中活动的健康人群，由于吸进了更多的氧气，呼出了更多的二氧化碳，所以他们血浆的 pH 常会略高于 7.40，这才真该叫做"碱性体质"；那种整日蜗居在缺氧的环境里，不运动，常吸烟，熟睡时窒息,肺功能不全者以及有些支气管炎和哮喘患者,不能完好地吸进氧气、呼出二氧化碳,血浆中积累了较多的 HCO_3^-、H^+ 时,就会使血浆的 pH 降低,乃至接近 7.35,这才真该叫做"酸性体质"。因此可以说,二氧化碳排出的多少影响着体质的"酸碱性"。

当二氧化碳排出太少,酸性的 HCO_3^-、H^+ 过量积累,使血浆的 pH 低于 7.35 时,机体就会有发生酸中毒的危险,出现气促、紫绀、头痛、胸闷甚至昏迷等症状。当血浆的 pH 低到 7.20 时,就会出现严重的酸中毒,使人体接近生命的极限。

通常意义下 pH 等于 7.00 是中性值的标杆,低于 7.00 才可以真正称其为酸性,所以即便是酸中毒患者的血浆,也都还算是偏碱性的,不可能存在真正意义上的血浆呈现酸性还能正常存活的人。

当二氧化碳呼出太过量时,就会使血浆中一时存留过多的碱性 OH^-,如果静脉血液来不及送回足量酸性的 HCO_3^-、H^+ 来中和掉过多的 OH^-,以维持它们之间的平衡,就有可能发生一定时间内的碱中毒。这时血浆的 pH 会高过 7.45,引起电解质紊乱而产生头晕、头痛、幻觉乃至心律失常和昏厥,在医学上称之为呼吸性碱中毒。这种情况运动员身上时有发生;一些癔症或神经质、易激动的患者,也可能会因急促过度地呼吸而引发呼吸性碱中毒。

人们也常有这样的经历:如果在新鲜的空气中用力不停地深呼吸,这时你非但不会觉得神清气爽,反而会感到头昏眼花,站立不稳。这就是因为产生了短时间的呼吸性碱中毒的缘故,这种现象常俗称为"醉氧"。较严重的呼吸性碱中毒发生时，血氧的饱和度会降低，更重要的是由于排走了过多的二氧化碳，破坏了 HCO_3^-、H^+ 和 OH^- 之间的平衡，严重时会增加猝死的风险。

呼吸性碱中毒救护的办法，常常是用一个大纸袋或塑料袋，罩在患者的口鼻上再进行呼吸，以便让患者多吸回些自己呼出的二氧化碳，来避免血液中的 HCO_3^- 过度丢失 CO_2。在著名导演吴宇森执导的美国二战影片《风语者》中，美军士兵在攻打塞班岛前的一次激烈的训练后，有个士兵坐在地上拿着一只牛皮纸口袋套紧在口鼻上呼吸，口袋一胀一瘪的。这个细节可能很少引起观众的注意，最多也只会被认为是美军大兵在逗乐搞笑，而这实际上却是在防止激烈呼吸后碱中毒昏厥而采取的重要措施。

由于疾病而产生的代谢性酸中毒或碱中毒则是另外一回事，不是正常人由于 HCO_3^- 平衡失调引起的呼吸性的 pH 降低或升高。

一些疾病会加重人体血浆的酸化，并导致代谢性的酸中毒。以糖尿病为例，严重时血浆中的葡萄糖含量太高，缺乏足够的胰岛素来进行代谢，就会产生大量酸性的如丙酮酸一类的酮体。当其超出了肾脏的排泄能力时，就会产生酸中毒。所以是糖尿病没有得到控制而导致了血浆"变酸"，而不是"酸性体质"引发了糖尿病。

人体调节碱性的能力低于调节酸性的能力。过多地摄入一些碱性较强的药物，如碳酸氢钠、乳酸钠、柠檬酸钠等中和了胃酸，或者因严重的呕吐失去了太多的酸性胃液，以及使用利尿剂不当，都容易引起代谢性的碱中毒。

人体分泌的体液的 pH 差别很大，
并不能代表机体的酸碱性

　　人体分泌或排泄的各种体液多至近 20 种，有排出体表的，如尿液、汗液、泪液、唾液、宫颈液、前列腺液等等；也有体内分泌的，如胃液、胰液、细胞液、淋巴液等等。由于功能和代谢的需要，它们的 pH 并不相同，而且往往相差很大。

　　对于正常人而言，最酸的胃液 pH 只有 2，小肠液 pH 是 6，而胰液偏碱性，pH 甚至超过 8，大肠里的 pH 也是 8，汗液的 pH 为 5~6，唾液的 pH 是 6~7。有的体液 pH 经常会有变化，如尿液的 pH 能从 4 变化到 8。因此各种体液的 pH 和血浆的 pH 不可相提并论，更不代表机体的酸碱性。坊间有种种根据体液（如唾液）而分辨体质酸碱性的说法，都没有科学依据。真正能体现机体酸碱性的，唯有血浆的 pH。

喝"弱碱性水"对人体有好处吗？

　　碱性食物的倡导者或者是借用这个噱头制造商机的生意人，接着又推出了一个看似顺理成章的概念：喝水也要喝弱碱性水，这样才能调节人体血液的酸碱性。他们用 pH 试纸测试瓶装水的酸碱性，但这个举动，恰好暴露了他们这套理论的前后矛盾、混乱和不负责任。之前我们提到，在划分食物的酸碱性时他们反对用 pH 试纸直接测量，就连 pH 低于 2.5 的酸葡萄也被归类为弱碱性食物。而现在他们却用 pH 试纸直接测量水的酸碱性。归根结底，喝所谓的弱碱性水和吃碱性食物一样，完全不可能影响人体体质的酸碱性，也是毫无意义的。

结　语

人体自身有维持血浆的酸碱度在正常范围之内的功能，离开这个范围就会引起严重病变。从这个意义上说，正常人体血浆都是偏碱性的，正常的食物不可能影响血浆的酸碱性。一切人体分泌出来的体液，它们的 pH 并不等同，而且往往相差很大，并不代表机体的酸碱性。保持适量运动，锻炼身体和平衡肺的呼吸功能，饮食少荤多素，尽量杂食以均衡所需要的营养，才是有益的养生之道。那种硬将正常人体质划分为酸性或碱性，更与所谓酸、碱性食物联系起来，引出"酸性体质是百病之源"，要吃碱性食物和喝弱碱性水的说教，都是没有根据和不科学的。

第四章　你知道心律失常往往是由电解质紊乱引起的吗?

　　1996 年，科学家在英国举行的欧洲心血管学会会议上公布，从 1981 年到 1994 年 13 年间，各体育俱乐部中猝死的运动员达 2 000 名，其中足球运动员 628 名，是所有运动员中猝死率最高的，约占猝死总数的 30%；其次是网球运动员 151 名，再次是自行车运动员 124 名，后两者占了约 13%。北京大学人民医院郭继鸿医生介绍，中国每年发生心脏性猝死的人数高达 54.4 万，其中足球、篮球运动员是猝死的重灾区。

　　人们只是知道猝死和严重心脏病有关，可为什么猝死会在身强力壮的运动员身上出现呢？很多医生对此通常会不假思索地解释为：猝死的运动员一定原先就存在心脏疾患，再超负荷运动，导致心脏缺血而引发运动性猝死。但事实上，许多猝死的运动员心脏完全是健康的，根本就没有任何疾患，只是由于血液内电解质的紊乱，引发了心律失常。若对这种现象未加注意，又遇上特殊的紧张、极度兴奋或者激烈运动时，就会大大增加发生猝死的风险。

在现代文明病中，心律失常已经成为一种耳熟能详的疾病，逐渐引起人们的重视。各种器质性的心脏病，如先天性心脏病、冠心病、心脏瓣膜病、心肌炎、心包炎、心内膜炎等，由于心脏的窦房结和传导系统受到侵害，因此心律失常在这些疾病患者当中是常见的。我们不去讨论那些已经患有各种心脏疾病而产生心律失常并正在进行治疗的病例，在医学上那是一片宽广复杂的领域。这里只讨论健康正常的心脏为什么也会发生心律失常，以及发生的原因和防治的办法。

正常心率和心律失常是怎样表现的？

正常人心脏每分钟跳动 60~90 次，称为心率，心率的快慢受体温、运动、情绪甚至呼吸的影响，不过大体上均匀而规律。如果用 4/4 的音节来表示心律，就会是如图 4-1 所示的一段非常简单的"心谱"，简谱下面对应的是心电图 V_3 导联曲线：

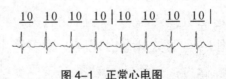

图 4-1　正常心电图

可是，有时心脏突然发生一下惊悸，这时就出现图 4-2 A 的一段"心谱"：第二次心跳提早了半拍，第二拍原本只有 1/8 的休止，现在拖长成了 1/4 休止，所以让人感觉心里一悸。更严重一些的，有时感到心跳有一拍特别重，接着就停跳了一拍，这其实是两个 1/8 拍重叠成了一拍超强的 1/4 "音符",此时常会出现图 4-2 B 那样的 "心谱"。

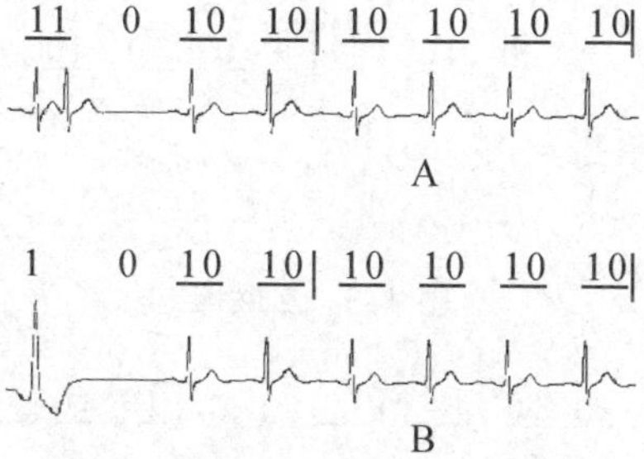

图 4-2　早搏

　　像这样一些现象,医学上都称作早搏,属于一种心律不齐,也常被说成是一种心律失常。

　　有许多过了 40 岁的人,一天 24 小时内偶尔会感觉到有几次早搏;即便是一些青少年,有时也会有早搏现象的出现。这些现象属于偶发,做心电图时通常很难捕捉到。只要早搏不是太频繁,医生总会告诉你这还算一种正常的生理现象,不算病,不用治疗。但是如果早搏发生得很频繁,每分钟都要发生三四次甚至更多,普通的心电图仪能很容易地捕捉到,这就不是一种正常现象了。心律失常未能纠正,持续的时间久了有可能会造成心脏永久的伤害,有演变成室颤或房颤的风险。

　　有时,早搏更是反复出现,呈现某种规律性的节奏:

　　图 4-3 即是所谓的 "二联律",图 4-4 即是所谓的"三联律",甚至还有其他形式有规律地反复出现的失常的心电图。这种心律失常,已经属于比较严重的情况了,需要引起特别注意。

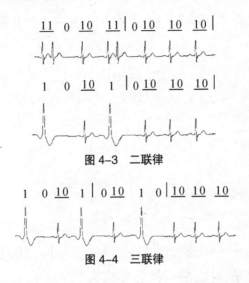

图 4-3 二联律

图 4-4 三联律

心脏的心率是怎样发生和传导的？

在人体右心房上有一个特殊的小结节，由特殊的细胞构成，叫做窦房结。它好似电子线路板块中的一个"脉冲信号发生器"，正常情况下每分钟发出 60~100 个均匀的电脉冲信号，这个信号传入心房、心室，从而激励心房、心室按这个脉冲频率跳动，按传导组织的顺序传送到心脏的各个部位，从而引起心肌细胞的收缩和舒张。由窦房结发出脉冲所形成的心律总称为窦性心律。

窦房结的正常运转需要人体的"生物电池"来供电，这需要有 40~60 毫伏的稳定电位。人体的"生物电池"能否稳定地供电，决定了这个脉冲信号发生器能否稳定地工作，进而影响心律是否正常。

举个例子。一台电子钟，当它电池的电能快要耗尽

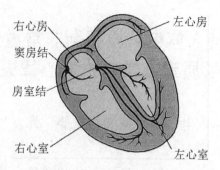

图 4-5　心脏传导系统

时，输出的电位就降低了、不稳定了，就会影响电子钟的石英振荡器（也是一个脉冲信号发生器）发出的脉冲频率，于是钟便走得不准了。所谓电池输出电位不稳定，从根本上说就是电池里发生了"电解质紊乱"。如果这是一枚充电电池，充足了电，电解质平衡恢复了正常，钟就又能正常报时了。

人体内形成生物电池的电解质，主要由钠离子（Na^+）、钾离子（K^+）、钙离子（Ca^{2+}）和镁离子（Mg^{2+}）四种带正电荷的离子按一定浓度比例所组成，还有与之电荷中和的带负电荷的氯离子（Cl^-）和碳酸氢根离子（HCO_3^-）相匹配。这是人类在几百万年进化过程中被固定下来的一种模式和均衡比例。人类的祖先每天吃下数以千克计的嫩叶和鲜果、种子和果仁、兽肉和鸟蛋，他们均衡地吸收到了必需量的这几种离子。但是，在不到一万年以来，人类逐渐进入了文明社会，改变了人类祖先饮食和生活的习惯，这就容易出现所谓的电解质紊乱。

41

维持人体电解质平衡非常重要，
电解质紊乱常会引发心律失常

现代人体内电解质平衡非常重要，那发生电解质紊乱的原因是什么呢？

先说钠离子（Na^+）。几乎所有钠的化合物都是易溶于水的，土壤吸附钠离子的能力很弱，亿万年雨水的冲刷和渗透，使得含钠的化合物最后都汇入了大海和盐湖。土壤中残余的钠离子并不多，植物的生长也不需要那么多的钠。主要取食植物的古人类，就是在这种低钠的条件下进化的。但是人体截留钠的能力却很强，血液中钠离子占阳离子总量的 90%。进入文明社会以来，人类学会了从海水和盐湖水里制盐来烹调菜肴，每天身体吸取的 Na^+ 过量了。

再说钾离子（K^+）。虽然绝大多数钾的化合物也都易溶于水，但是土壤对钾的吸附能力很强，这有利于植物根系吸收钾作为营养。钾被植物吸收后，主要富集在植物的纤维中，它起促进枝干、秸秆和果实生长的作用。农民都知道缺钾的庄稼秸秆疏软、容易倒伏，都知道草木灰是极有效的钾肥。草木灰的浸取液碱性很强，含有相当高浓度的碳酸钾。

但是，今天人们食用的是精米细面、嫩叶鲜芽，粮食中麸皮纤维少了，植物中纤维细筋也常被抛弃，结果就丧失了可贵的钾。人的消化系统和牛羊不同，不能有效地消化纤维素这个多糖分子以获取能量，但却可从其中萃取出

42

易溶的钾的化合物。食物中纤维素的缺失，也常使人们缺钾。

关于钙离子（Ca^{2+}）。人类在进化过程中从不缺钙，时至今天，每天正常的饮食中也并不缺钙，这是由于土壤和岩石的主要成分饱含钙的化合物，植物的根、叶、茎、果，动物的肉、皮、骨、奶中也都含有丰富的钙。除了雨水，各种类型的天然水中也都含钙。不过一些现代人恐惧于骨质疏松，又听信了一些不切实际的宣传，陷入了盲目补钙的误区。盲目补钙的结果经常使体内的钙大大过剩，反而可能因此引起电解质的紊乱。

关于镁离子（Mg^{2+}）。人类祖先采食绿色植物的嫩叶、鲜果，摄取了大量的叶绿素，而叶绿素本身就是镁的有机化合物（图4-6）。数百万年的进化过程使镁被固定成了人体需要的重要元素之一，不可或缺。但是进入文明社会的人们，食物中绿色植物的比例和古人类无法相比，因此现代人缺镁是注定的了。

由此可见，现代人电解质紊乱现象的主要表现是血液中电解质比例的失调，其中多数人缺钾和镁，而又富钠和钙。

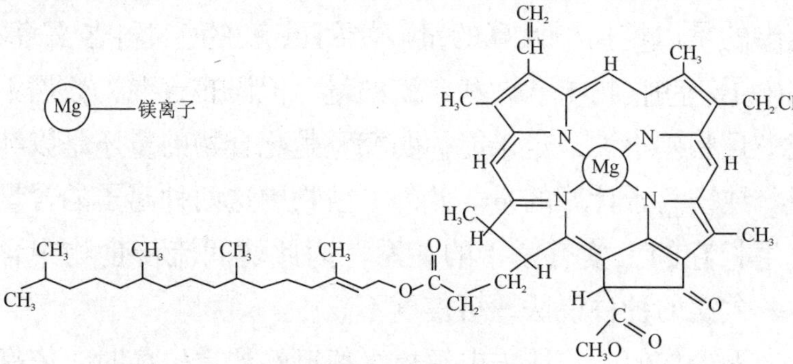

图 4-6 叶绿素的分子式

水是各种电解质的溶剂，在含大量水的血液中，各种离子与血红蛋白结合构成特殊的电解质。水又是电解质中离子浓度的调节者，如果缺水则可造成电解质的浓度不当，也会产生电解质紊乱。

阳离子在血液中应该维持
怎样的浓度比例才算正常？

不同体质的人群，人体阳离子在血液中的比例也会有不同，总体来说，含量依次是钠＞钾＞钙＞镁。其浓度比大体是 140 : 5 : 3 : 1。当阳离子的保有量充足时，只要每天的饮水量足够，例如不低于 1.5 升，人体就能自动调节出适当的比例。除了在体内进行必要的储存之外，只要肾功能正常，过剩的离子都会从肾脏通过尿排泄掉，如果不过剩则较少被带走，从而使血液中自动保持适当的阳离子比例。

人在正常生活中，每天至少需要补充 300~400 毫克的钾离子（K^+）和 100~200 毫克的镁离子（Mg^{2+}）。这里给出的是以纯离子计算的量。坊间虽有种种"科普文章"列出了一些食物中含钾和含镁的量，但语多含混，数据不统一且相差很大，也未能标明究竟是化合物的量还是以纯钾、纯镁离子计算的量。此外，植物中这两种离子的含量与生长它的土壤有紧密的关系，因此坊间流传食物中含钾、含镁的种种说法，可信度不高。

无论如何，当体内电解质平衡已经严重失衡时，依靠所谓含钾、含镁的食物来调节，已经难以及时奏效了。有效的办法还是应该补充成分和含量明确的钾和镁的化合物。

使用无机的氯化钾和氯化镁在补钾和镁的同时,也会摄入过多的氯离子;使用碱性的钾和镁的碳酸盐或氢氧化物,则很容易影响胃的酸度平衡。最理想的方法还是采用钾和镁的有机化合物,例如乳酸镁、葡萄糖酸镁、葡萄糖酸钾等化合物。较好的选择是一种叫天门冬氨酸钾镁的复合片,在餐中或紧跟餐后服用,就相当于在胃内的食物中增加了镁和钾。

在正常状态下,人体电解质分布平衡的细节非常复杂,但却是相当稳定的。各种离子在细胞膜内外、在不同的细胞中、在血浆中建立起的平衡很稳定,并不会轻易被打破,这就是人的正常状态。"冰冻三尺非一日之寒",一个健康人如果较长期对某些离子摄入不足、排泄失量,或者摄入过多、积累过量而又缺水,就容易打乱这种平衡,产生电解质紊乱。而要纠正电解质紊乱、在整个身体重新建立这种平衡,将是缓慢的,往往需要 1~2 个星期甚至更久。

阴离子失调对电解质紊乱的影响

和钠、钾、钙、镁四种阳离子电荷平衡配对的,还有阴离子 Cl^-(氯离子)和 HCO_3^-(碳酸氢根离子)。这两种离子的浓度和比例如果失调,也会加剧四种阳离子总体的紊乱。在血液中氯离子稳定地和阳离子配对,随阳离子的增减而增减,很少会有独立地变化。但是,碳酸氢根离子却是不稳定的，对总的电解质平衡起着重要的影响。这个酸性的 HCO_3^- 实际上是 CO_2 和 OH^- 的组合，当血液中 HCO_3^- 过量时，血液这个电解质的 pH 就会降低（趋酸）；当呼吸排走了过多的二氧化碳（CO_2）时，就会剩下较多的碱性氢氧根离子（OH^-），而使得血液的 pH 升高（趋碱）。血液这个电解质正常酸碱度的 pH 范围在 7.35~7.45。如果血液的酸碱度 pH 超出了正常的范围，就会对电解质的紊乱产生严重的影响。如果阳离子和阴离子同时产生严重的紊乱，那结果往往是致命的。这就是血液中阳离子已经紊乱而又进行激烈运动的运动员发生猝死的主要原因了。

产生电解质紊乱的其他因素

补钙不当，往往是产生心律不齐的一大诱因。

很明显，补钙过多、饮水不足很容易引起血中钙离子浓度过高。时间长了，可对电解质紊乱起到推波助澜的作用。2008 年新年第一期的《英国医学杂志》报道了一个试验：在 1 471 名更年期后骨质疏松的妇女中，半数人每天服一片 600 毫克的钙片补钙，另一半人只服空白剂。5 年追踪观察结果表明，服钙片的妇女未见骨质疏松好转，反而患心脏病的人数提高了三分之一……2011 年 4 月 19 日英国每日科学网站更报道了《英国医学杂志》周刊发布的研究结果：过量服用补钙剂会增加中老年妇女患心血管疾病，尤其是心脏病的风险……关于补钙不当的副作用，常常是首先产生电解质紊乱而引起心律失常。

抗生素有干扰电解质平衡的倾向,其中最突出的是阿奇霉素。2012 年 5 月的《新英格兰医学杂志》上登载了一篇文章声称:服用阿奇霉素的患者死于心律不齐的比例高于服用其他抗生素的患者。美国食品和药品监督管理局(FDA)2013 年 3 月 12 日正式警告:常用抗生素阿奇霉素可能导致部分患者出现致命的心律失常,风险最高的是那些钾、镁水平低且心动过缓的人群。

一些药物,例如洋地黄、奎尼丁、普鲁卡因酰胺、肾上腺素以及治疗血吸虫病的锑剂等,也常常会干扰电解质的平衡,引起早搏等心律不齐。

抗心律失常药物的危险

面对心律失常患者,特别是那些身体基本健康的患者,医生在开药时首先应该考虑他们是否存在血浆的电解质紊乱,因为事实上,很多抗心律失常的药物存在着使患者猝死的风险。

美国乔治·华盛顿大学健康政策研究中心的高级研究员托马斯·摩尔写过一本书,中译本为《致命的药物》(中国水利水电出版社,2006 年)。整本书都只围绕一个主题:详述 20 世纪 70—80 年代一项抗心律失常药物的开发过程,揭露了其中草菅人命和服药患者大量死亡的丑闻。原著封面上副标题写着:"为什么数万心脏病患者死于美国一场最糟糕的药难?"当时美国医药界有一种理论认为,能够抑制早搏的药物可以大大降低心脏骤停的风险。一些企业投入大量资金,进行治疗心律失常新药的研发，同时还集中了大量医学界的精英参与其中。先后开发出并投入临床的有 Aprinding（安博定）、Tambocor（氟卡尼）、Enkaid（恩卡尼）、Mexiletine（美西律）等多种药物。这些药物对抑制心脏早搏、抗心律失常和心动过速有效，但也普遍具有严重的副作用。临床研究表明，长期或稍微过量服用，或者在服用过程中突然停药，常常会导致相当高的猝死率，在治疗一些心律失常较严重的病例中死亡率竟高达 18%~20%。有的药物如 Enkaid 的死亡率更高而被迫提早退市。美国国家心脏研究所的库特·弗伯格博士，对 1980—1990 年抗心律失常药物临床试验的整体结果进行了审评，他的结论是：有证据显示，总体上这类抗心律失常药物的治疗是有害的，和不用药相比，增加了患者的死亡率。

《致命的药物》一书给心律不齐的患者，同时也给医生敲响了警钟，在使用治疗心律不齐的药物特别是那些合成的西药时，一定要谨慎。

结 语

以上讨论了健康人忽然出现心律不齐的原因和解决方案。如果你并不是一位已确诊的心脏病或其他心肌损伤疾病的患者，身体基本健康却时而出现心律不齐的烦恼，不妨静下心来，花点时间调整一下你血液的电解质平衡（注意一定不能缺水！）。它不会给你带来任何副作用，却完全有可能给你紊乱跳动的心脏带来"长治久安"。

第五章　为什么骨质疏松与骨质增生常结伴而来？

　　骨质疏松是现代文明病中一种相当普遍的疾病，患者常常出现骨痛、抽筋且容易骨折。骨质疏松尤其对老龄人口构成了很大的威胁。根据国际骨质疏松基金会发布的《中国骨质疏松白皮书》，截至 2009 年，我国至少有 6 944 万人患骨质疏松，另有 2.1 亿人骨量低于正常标准，存在骨质疏松的风险，骨质疏松已经跃居中国第四位常见慢性疾病。在 2014 年 10 月 20 日世界骨质疏松日，参考消息网援引外媒的报道说，全世界每年因骨质疏松而导致骨折的病例有 890 余万起，全球范围内估计有 2 亿人受骨质疏松的影响，其中大约 80% 的骨质疏松患者是 50 岁以上的女性。

　　人们普遍认为骨质疏松是由于缺钙所致，因此，补钙也就成了如今人们日常生活中追求健康的时尚。药店或保健品商店出售各种钙的补充剂，从无机的碳酸钙、钙和维生素 D 的复合制剂，到有机的钙化合物、纳米钙、螯合钙等，让中老年人趋之若鹜。但是，这种火热的补钙"运动"实际效果究竟如何？近年发表的一系列研究报告表明，补钙的效果并不那么正面！

早在 2006 年 9 月 15 日，发表在《英国医学杂志》周刊上的一篇文章就说：补钙并不能长期增强骨质。作者在研究了 19 篇研究报告、进行了涉及 2900 人的调查后称，补钙能让上肢骨密度增加大约 1.7%，但对身体其他部位的骨骼都没有重要的影响，特别是老年人容易骨折的髋部和下脊椎……补钙并不能大大减少老年人骨折的危险。

另一篇刊登在 2006 年 2 月 15 日《新英格兰医学杂志》上的文章也指出：根据对 36282 名服用补钙剂的绝经后妇女进行研究得出结论，补钙剂非但不能减低脊柱、手腕或其他部位骨折发生的可能性，还会将肾结石的发生率提高 17%……

2008 年第一期的《英国医学杂志》周刊称，更年期后的妇女进行补钙并未发现对治疗骨质疏松有效，反而得心脏病的人数提高了三分之一……2011 年 4 月 19 日《英国医学杂志》周刊再次发布研究报告称，服用补钙剂会增加中老年妇女患心血管疾病，尤其是心脏病的风险……

2015 年 9 月 23 日的《英国医学杂志》一连刊登三篇文章，报告涉及上万名年龄超过 50 岁的中老年人钙摄入量与骨密度关系的研究，结论只有一个，那就是：无论是服用维生素 D 还是摄入钙补充剂都不能帮助老年人防止骨折。

这一系列的报道和人们的关于补钙的常识相差实在太远，究竟是怎么一回事呢？要解答这一问题，还得从骨骼的形成和骨骼的新陈代谢说起。

骨骼的形成和骨骼的新陈代谢

人体骨骼的主体成分是钙的化合物，它的建造乃是先以胶原蛋白纤维构成立体网状框架，再由含钙和镁以及少量锌、磷、氟等的化合物与胶原蛋白结合，黏附在框架上而形成的。2010 年底，荷兰艾恩德霍芬理工大学的研究人员在一项电子显微镜的研究中，观察并证实了这一过程。他们指出：胶原蛋白纤维控制了矿物质的形成，因此也引领了骨骼的发育过程。

人体骨骼的生长和存在都不是静态不变的，而是处于不断新陈代谢的过程之中。新骨质的沉积和旧骨质的溶出是在某种平衡状态下进行的。这个过程由成骨细胞和破骨细胞来分别引领。骨中的钙加上多种矿物质总称为骨钙；另外，在维生素 D 的帮助下，机体从食物和水中吸取钙、磷等矿物质进入血液而成为血钙。骨钙和血钙之间存在着一种平衡。成骨细胞帮助血钙向骨中沉积，与此同时，破骨细胞则不断地分解矿物质，使陈旧的骨钙向血中溶出，成为"废钙"并通过消化系统排出体外。这样就建立了一种新陈代谢的过程：当成骨细胞的活性大过破骨细胞时，骨骼就会增长，骨密度就会增加；反之，骨质就会变得疏松。

人在幼年时期的成长阶段，血钙向骨钙中沉积的速度要远远大于骨钙溶出的速度。而到了成年正常的情况下，钙沉积和钙溶出的速度基本上就保持了一种平衡。显然，能在骨骼中沉积的钙属于一种活性的钙化合物，而溶出来废弃的钙则属于另外一种没有活性的钙化合物，它不能被再次利用，只能被排泄掉，否则机体就没有必要每天再吸收补充新的钙了。

老年人旧骨质的溶出速度要大于新骨质沉积的速度，因此日积月累，就会出现骨质疏松。这种溶出速度大于沉积速度的过程，称为骨质的流失。

骨质流失的过程是一种不会痛、几乎没有感觉的生理现象。人们往往在发生了骨折或去测骨质密度时，才惊诧地发现自己的骨骼已经变得那么疏松了。长期卧床的患者，即使摄取易吸收的高钙食物，骨质还是会不断地流失，甚至严重到在翻身时一不小心都能发生骨折。

骨骼正确和足够的受力
是防止骨质疏松的关键

中老年人常常被告诫，要防止骨质流失就要强化补钙，还要补充维生素 D 以加强钙的吸收。但是却没人追问，吸收的钙会往哪里沉积。

骨的解剖学表明，骨骼的密度并不是完全均匀的。受力多的部位，骨的密度较高；受力少的部位，骨的密度较低。这就告诉人们，骨钙和血钙间正确平衡的建立需要一个条件，那就是骨骼需要正确受力。受力多的部位，骨骼产生应力，这里的化学位能较高，成骨细胞就会促使钙更多地向此处沉积；而受力少的地方，化学位能较低，成骨细胞则较少促使钙往这里沉积，这样才保持了人体有一副匀称而适应生存的骨架。

　　进化中的古人类和现代人中的年轻人，他们运动量较大，骨骼经常正确地受力，钙的溶出与沉积的平衡在骨骼上的位置都是正常的。但是，现代的一些人由于年龄或职业的原因，运动量偏小，或让骨骼正确受力的时间太短、受力太弱，钙不能在需要的地点足够地沉积，而破骨细胞造成的钙的溶出却在不断地进行，骨质疏松便因此而产生了。

　　有人认为，进入更年期以后的妇女由于雌激素分泌减少，必然要产生骨质疏松。但是近年来一系列研究报道表明，这一说法并不完全准确，年轻女性骨质疏松的病例近年来也屡屡发生。2011 年 2 月 13 日英国《独立报》网站报道：英国越来越多的年轻女性出现了骨密度低的问题。布里斯托尔大学的风湿病学教授乔纳森·托拜厄斯在完成了一项对年轻人骨密度的研究以后，提出了他对年轻女性骨密度日益趋低的担忧。

　　归根到底，骨质疏松问题的出现，是因为人们进入中年以后多数忽略了骨骼正确受力的重要性。宇航员处于失重状态也就是骨骼完全不受力的状态之下，每天必须在特殊器械上接受严格的体育锻炼，以避免肌肉萎缩，但骨质疏松却是很难避免的。美国宇航局 2007 年 3 月初发布的一项研究报告称：宇航员长期在太空失重的环境中生活易患骨质疏松，尽管有体育锻炼，宇航员在度过 6 个月太空失重生活重返地球后，他们的胯骨（髋骨）还是损失了约11%的骨质。经过一年多时间锻炼以后这些损失的骨质才能逐渐恢复，但并不是所有人恢复后胯骨状态都能如以前那样好。

促进骨骼正常新陈代谢的力，主要来自体重产生的对骨骼的压应力，许多学者对此有过细致的研究。日本学者的研究结果指出：骨骼周期性地受到压应力，会促进成骨细胞的增殖与分化，持续性的压应力会促进新骨的形成。

笔者的亲属李女士在 54 岁时不慎摔断了左大腿的股骨颈，手术用三角翼钉固定断口，卧床两个半月后经 X 线透视，明显看到断口仍然清晰，完全没有修复的迹象，并且还出现错位。手术后的维护很不成功，主治医生曾考虑断开重接，但会诊后决定不再二次手术，索性让患者下床拄着拐杖勉强缓慢行走，每天 10 余分钟。就这样 3 个月后再透视，竟然惊奇地发现断口痕迹基本消失，连错位也都自动修复得光滑平整。康复出院后，她行走如常，并没有留下严重的后遗症。由此可见受力对于微血管增生、钙的沉积位置和骨骼修复的重要性。

不但压应力有利于骨骼的生长，拉伸或剪切应力同样会使成骨细胞的生长受到激励。英国学者加贝指出，牵拉骨骼时会促进成骨细胞的增殖，而交替牵拉和压缩骨骼更会促进骨细胞的分化。骨骼受应力作用后，不但可以调节成骨细胞自身，还能调节破骨细胞的分化和功能，促进骨骼的代谢平衡。

另一个有趣的例子是 2013 年 10 月 12 日北京卫视《养生堂》播放的关于防治骨质疏松的节目。主持人和嘉宾医生邀请五六个人上台，让技师用专门仪器测试大家前臂同一位置的骨密度。测试的结果表明，包括年轻的主持人和嘉宾在内的大多数受测试者，表征骨密度的 T 值都低至正常骨密度范围的边缘值 −1，甚至低于 −1。而正常骨密度的 T 值应该在 +1 和 –1 之间，T 值越小，骨密度越低。出乎意料的是，受测试者中一位六十多岁的老人骨密度 T 值是 +0.5，表明他的骨密度较其他人都高得多。主持人和现场的医生都深感讶异，询问之下，老者表示：他并没有专门补钙，只是每天做右拳击打左肩、左拳击打右肩的锻炼，每天用力击打数百次，仅此而已。

显然，老者的击打锻炼使前臂受力，促进了钙质的正确沉积。虽然仅靠前臂一处骨密度的测试，不一定能反映全身骨质的状况，但从老汉前臂骨密度 T 值的鹤立鸡群，至少可以看出通过运动使骨骼受力对于骨骼健康的重要性。

过分补钙而忽略骨骼的受力训练，容易引发骨质增生

过分强调补钙而忽略骨骼的受力训练，不仅无益于骨质疏松状况的改善，还会导致另一个问题——骨质增生。

为什么会这样呢？很明显，越是服用高效的补钙制剂，就越是容易提高血钙的浓度。机体为了维持骨钙和血钙的平衡，向骨骼上沉积钙的倾向和质量都会大大增加。如果骨骼长期不能正常足够地受力，那么血钙向骨骼上的沉积就会发生紊乱。

由于骨骼上边边角角部位的化学位能相对较高，血中的钙就会更多地向这里沉积。所谓"边边角角"，也就是关节、颈椎、腰椎、膝关节、骨凸起（如脚后跟等处）、手指节、手肘、软骨以及骨创伤或不平滑的部位。钙一旦

在这些地方显著地沉积，不规则的沉积表面又成了新的边边角角，如果不能及时恢复受力的平衡，血钙就会沿着边边角角继续沉积而形成不规则的突起，也就是所谓的"骨质增生"或"骨刺"。沉积严重时，不正常的骨质增生常会刺激局部的组织，引起充血、水肿、炎症和粘连，并且常因此压迫神经和血管，引起一系列症状和体征。骨质增生一旦形成，较难逆转。那些号称能治疗骨质增生的内服或外敷药物，也许一定程度上能帮患者减轻骨质增生引起的疼痛和不适，但不可能真的治愈和消除骨质的增生。

所以这里要强调的是，中老年人光补钙而缺乏正常受力的运动，除了改善不了骨质疏松的状态以外，还有造成钙质在不当的位置上增生、生成骨刺的危险。

骨骼虽然有受力，但如果受力位置不当，也会产生另外一种严重的后果：这时受力的部位偏离了正常的位置，血钙寻觅的沉积地点也会随之发生偏移。畸形的身躯、不正常的行走姿势以及过沉的体重等等都会使得骨骼受力位置不当，导致钙的不正常沉积，从而造成骨骼疾病或畸形。

游泳是一项很好的运动，对于增强心肌功能、提高肺活量和匀称地锻炼全身肌肉有独特的效果。但由于身体在水中失重，虽然上下肢划水击水时也用力，但却不可能达到走路与奔跑时的那种垂直振动的受力。所以只进行单一的游泳锻炼，对中老年人防止骨质疏松尤其是防止下肢的骨质疏松，并不是很理想。

姿势正确、大步流星地走路或者慢跑，是最有利于防止骨质疏松的运动，体重较轻的人还应该再增加些负重。

这种快走或慢跑可使骨骼交替振动受力，最符合人类进化的历程，也就是现代运动医学所谓的"足跟冲击运动"。

由于创伤引起的局部骨刺，可以用外科手术去除。2008 年 12 月运动员刘翔足部跟腱在美国动手术时，克兰顿医生就为他除去了 3 个钙化物突起和一处骨刺。对那些开始有骨质增生并伴有骨质疏松的患者，不要期望外科手术能为你去除骨刺或骨质增生，而应该建立扭转骨质代谢失衡的信心，耐心进行正确姿势行走的锻炼。

骨骼的"边边角角"虽然化学位能较高，会在全身不受力的情况下先发生钙质沉积，但是如果全身的骨骼恢复了经常性的正确受力，钙沉积点就会从错误的位置转移到正确的位置。这时骨质增生点由于化学位能较高，其钙的溶失速度也会相对较高。长期坚持让骨骼正确而适当地受力，是扭转钙质沉积地点错乱的关键，也是根治骨质疏松和骨质增生的不二法门。不要因为增生部位稍有不适就完全放弃运动，长此以往，只会让骨质疏松伴随着骨质增生发展得愈来愈严重。意识到这一点并及早采取行动非常重要，等到已经产生严重的退行性病变，投足挪步都感到困难的时候，再想扭转这种颓势就更难了。

某些药物的副作用和食物
对骨质疏松的影响

一些治疗其他疾病的药物，有时会具有导致骨质疏松的副作用，它们或者抑制成骨细胞的活性，或者促进维生素 D 的降解，减少消化道对钙和磷的吸收。一个典型的例子，是治疗消化道溃疡和胃食道反流病的特效药——质子泵抑制剂（又名氢离子阻断剂）。这类药物的药名常常带有"拉唑"词尾，例如奥美拉唑、兰索拉唑、泮托拉唑、雷贝拉唑等等。它们在抑制胃酸分泌过多，治疗十二指肠溃疡、反流性食管炎以及抑制幽门螺杆菌方面有着良好的效果，是常用的药剂。但是，加拿大曼尼托巴大学的研究者在 2008 年 8 月《加拿大医学协会杂志》上发表论文，称他们先后调查了 15 792 位 50 岁以上服用质子泵抑制剂的患者，结果发现服用该药 5 年以上的患者 62%出现了骨盆、手腕或脊柱的骨质疏松，服用 7 年以上者骨质疏松的风险更高出了正常人群 4 倍。

哈尔滨医科大学附属第四医院的药剂学教授孙广红在《生命时报》上撰文指出：除了遗传、不良生活习惯、缺钙等因素外，药物是导致骨质疏松的一个重要诱因，在临床上要占到 15%以上。可能引起类似副作用的药物还有很多，如治疗严重感染和皮肤病的糖皮质激素、抗癫痫药苯巴比妥、防治血栓塞性疾病的肝素、治疗糖尿病的罗格列酮和吡格列酮等等。较长时期地使用这些药物有可能诱发药源性的骨质疏松，因此使用上述药物的患者除了补充足够营养外，应该特别注意骨骼受力的锻炼。

促使钙质流失加速的不仅仅是以上谈到的药物，有一些研究报告还指出：大量进食牛奶和动物蛋白能够促使尿中流失的钙显著增加。美国康奈尔大学的柯林·坎贝尔博士在他的《救命饮食》（吉林文史出版社，2006）一书中说：1974 年、1981 年到 1990 年发表的许多简报都指出，如果每天摄入蛋白质的量（主要是动物蛋白）增加一倍，如从每天 35 克增加到 78 克的话，尿钙水平会增加 50% 左右。耶鲁大学医学院 1992 年发表的总结性报告也称：在调研的 50 岁以上的妇女中，大约有 70% 的骨折是由于动物蛋白摄入过多造成的。

坎贝尔等人的报告有点异类，结论需要商榷。但这至少说明了一个事实：当大量喝牛奶和补钙时，如果不能通过运动让这些钙在骨骼的正确位置上沉积，骨质疏松的问题依然会出现。

治疗骨质疏松的药物是否有效？

为了治疗骨质疏松、提高骨密度，医药界作出了很大的努力。除了前面已经提到的补钙制剂以外，骨科医生也会给患者开出治疗骨质疏松的处方药，像双膦酸盐药物临床应用就比较多。这些药物有一个共同的副作用，就是对使用者食道有特别强烈的刺激。医生会叮嘱患者用一大杯水送服药物，用药后还必须保证上身直立 1 个小时，以便药物能够尽快全部到胃并入肠。近几年来，医药界又新研制了一些更高效的抑制破骨细胞活跃的制剂，例如唑来膦酸钠只需要应用很少的量，一年给药一次便可收到明显提高骨密度的效果。特别是可以静脉滴注，免除了药物对食道和胃的刺激。

那么，这些药物是否真正解决了骨质疏松呢？

人们应该认识到一个事实，归根到底，骨骼的健康，只能在骨骼正确受力的情况下不断新陈代谢才能得以维持。上面所述一切提高骨密度的制剂，其根本的原理就是抑制破骨细胞的活性，尽量减少骨质的流失。这样的作用其实是打断了新陈代谢的进程，通过保留更多本该淘汰的、失去活性的钙，来增加骨质的密度。这种做法短期看来，似乎可以使骨质疏松的状况得到改善，骨质流失减少了，骨密度好像得到了显著的提高。但长期服用这些药物只会造成骨骼质量的下降，产生不可挽回的恶果。这种观点不只是一种逻辑的推断，下面的一系列报道就给出了许多临床的事实。

2010 年 3 月 10 日《今日美国》报道：一些更年期妇女连续服用双膦酸盐药物超过 5 年，髋骨骨折的风险反而增加，她们的骨组织可能停止了更新，长期以来骨质变得更容易脆裂。因此，研究人员敦促医生注意对这类药物规定服用时限。

纽约哥伦比亚大学医学中心外伤整形外科主任梅尔文·罗森瓦瑟说："这是一种矛盾，这些药虽然能够加强骨质，使你免于骨折，可是经过一段时间，它们可能反而对一些人变得有害。"他进行的骨质密度扫描研究发现，服用这类药物 4 年后，一些服药者髋骨、大腿骨部分开始弯曲。纽约特殊外科医院骨骼新陈代谢疾病主任约瑟夫·蓝恩也说："很奇怪，服用这些药物超过 5 年的妇女，竟会有 2% 发生臀部大腿骨异常骨折。"他进行活组织切片研究，发现长期使用双膦酸盐类药物，骨的质量会退化。他表示："正常的骨质是年轻骨质、中年骨质和老年骨质并存，但是这些妇女的骨骼却全是老年骨质。"

美国每日科学网站 2011 年 5 月 5 日报道，一段时间以来，有人怀疑双膦酸盐反而会引起另外一种"疲劳性"

骨折。佩尔·阿斯彭贝里教授及其同事发表在 2011 年 5 月初《新英格兰医学杂志》周刊上的一篇文章证实了这一事实：在 59 名"疲劳性"股骨骨折的妇女研究对象中，统计出 78% 的人服用了双膦酸盐。

　　不仅如此，上述抗骨质疏松药物还可能有其他副作用。美国华盛顿大学心血管疾病研究中心的项目负责人苏珊博士，在 2008 年 4 月 28 日《内科学文献》杂志上刊文指出，他们对骨质疏松的 700 名女性心房纤颤患者与 900 名无心房纤颤女性对象，进行了长达 3 年的服药历史对比观察，得出的结论是：一种常用的治疗骨质疏松的双磷酸盐药物，可使女性患心房纤颤等慢性心律失常疾患的风险提高 2 倍以上。

　　近年来，又有了这类药物致癌的报道。2008 年 12 月 31 日，美国食品和药品监督管理局（FDA）风险评估处官员黛安娜·维索夫斯基，在写给即将出版的《新英格兰医学杂志》的一封信中说，自从双膦酸盐药物 1995 年上市以来，FDA 接到了 23 例服药者患食道癌的报告，目前已经有 8 名患者死亡。

　　当然这类药物也并非一无是处，当患者年老体衰、行动困难，又患有严重的骨质疏松，无法按照正常的程序恢复骨质的健康，随时有严重骨折危险的时候，双膦酸盐不良的副作用对患者而言已降至次要位置了，不妨服用这类药物作为一种应急的办法。

　　要想保持健康的骨骼，说到底，就是要维持住骨骼正常的新陈代谢过程，阻断了这个过程，灾难就将到来。

骨质增生和发生骨关节炎的关系

骨质增生如果发生在关节处，退行性关节炎常会相应而生。正常人的关节处，骨骼与骨骼接触的各自表面有一层关节软骨，它的组织光亮平滑，有点像是支撑机器转动轴的软金属轴承。关节中的这层软骨可消除骨骼的硬摩擦。关节的滑膜还分泌滑液，不断润滑关节，这也如同轴承上的油路不断送入润滑油一样。关节软骨会吸收滑液，当人们走路时，踩下和提腿的过程中，软骨会交替地被压缩和松弛，里面的关节滑液便不断被挤出和吸入，润滑着关节，这个过程也给软骨和骨关节送来营养。

经常保持身体正常营养和运动的人，并不会因为年龄的增大、关节使用时间的长久而出现明显的退行性病变。因为关节的各个部分都是处在不停的新陈代谢之中，能够修复缓慢的磨损。但是一旦关节中的某个部位产生了骨质增生，特别是如果骨刺折断下来的碎屑进入了关节囊或关节腔中，关节的活动就会使软骨受到难以恢复的磨损，严重时还会出现凹陷。患者这时会感到关节僵硬、肿胀、疼痛，并发生关节变形等现象。O 形腿的人，身体重量都落在关节内侧，这个部位较易出现磨损和疼痛。相反，X 形腿的人关节磨损和疼痛几乎都出现在外侧。体姿越不正，变形越厉害，痛感越甚。一些初期患者在运动时稍有不适，就担心会增加关节的磨损而放弃运动，这样一来软骨也就难以得到关节滑液带来的营养成分的滋润，由此更易产生恶性循环。

骨关节炎的预后不佳,初期骨关节炎的治疗,多是服用葡萄糖胺和软骨素等药物,以及向关节腔内注射玻尿酸、玻璃酸钠一类溶液来润滑关节,减轻关节摩擦的痛感,但这些仅仅是治标的措施,并不能阻止骨关节炎的发展。到了后期,软骨乃至半月板都会严重磨损,造成内外侧股骨和下面的胫骨间隙变窄,甚至产生了直接的摩擦,这时患者的关节就很难活动了。为了防止其他器官和机体的衰退并维持生活的质量,这时候做关节置换手术也就是唯一的途径了。

结　语

骨质疏松—骨质增生—骨关节炎一系列演变的历程,都只是缘于钙代谢沉积位置的紊乱。其实,防止这种紊乱并不复杂,也不难做到,那就是人们要早早地领悟到这个即将开始的危机。此时并不需要特别地补钙,但一定要在注意调整好营养摄取的同时,进行适当的运动并保持正确的运动姿势,这才是根本之策!

第六章 阿司匹林的功过是非

阿司匹林是德国拜耳公司的化学家菲利克斯·霍夫曼1897年合成出来的，至今已经有约120年的历史了。阿司匹林是一种化学名称叫乙酰水杨酸的化合物，作为镇痛消炎药应用于临床。阿司匹林的基底水杨酸，是存在于柳树皮中的一种成分，早在公元前4世纪，古人就知道柳树皮的浸取液有解热镇痛的作用。1874年科学家合成出了纯的水杨酸，但这是一种酸性很强的化合物，能够溶化角质，对胃有强烈的刺激作用，未能广泛临床应用。

阿司匹林问世后，一直是医生治疗头痛、发热、感冒等病症的不二处方。但是，阿司匹林对胃和十二指肠仍有相当强的刺激作用。20世纪60年代以后，一些新的长效解热镇痛药物被逐渐发明出来，这些药物对胃的刺激较轻，因此阿司匹林渐受冷遇。

回溯到1948年，美国医生克莱文发现阿司匹林可以通过抑制血小板内血栓素的合成起到抗凝作用，可作为抗血小板药物用于心肌梗死的预防。开始阶段这一发现并未引起人们的注意，直到1971年，英国药理学家约翰·文恩发表了阿司匹林的抗凝作用机制，为阿司匹林防治心脑血管疾病提供了充分的药理根据。约翰·文恩因此获得了1982年的诺贝尔生理学或医学奖。从那时起，对阿司匹林功能的重新审视引起了人们极大的兴趣，陆续有多篇临床报告发表，证实了阿司匹林在防治心脑血管疾病上的有效作用。1980年和1985年，美国食品和药品监督管理局（FDA）两次批准阿司匹林用于脑梗死、短暂性脑缺血发作以及心肌梗死的预防。

阿司匹林对防治心脑血管疾病的作用

当血管壁有脂质沉淀附着形成的粥样硬化斑块时，局部血管的内径就会变得狭窄，血管中的血流速度就会变缓，血小板的凝血作用又会使狭窄处周边出现血的凝块，从而堵塞血管中的血流。

心、脑主要血管堵塞严重时，供血不足就会使得大量心、脑细胞坏死，从而产生严重的后果。去除脂质斑块不是轻易办得到的，何况斑块一旦形成，决不会仅限于一处两处。一个变通治标的办法就是设法降低血液的黏稠度，让狭窄处的血流量增加。临床发现，每天一次小剂量地服用阿司匹林，就可以维持对血小板血栓素A生成的抑制，降低血小板的凝集作用，使得血液的黏稠度减小、流动性增加，这样血流在血管狭窄处仍能顺利通过。但是，服用阿司匹林并不能消除血管壁上粥样硬化的斑块，也不能降低血脂含量。

服用阿司匹林后，药物在胃和小肠上段迅速被吸收，30~40分钟血浆中阿司匹林就能达到峰值，1小时后对血小板就有明显的抑制作用。血小板是一种无核的细胞，它的环氧化酶一旦失活，就不能重新生成，因此阿司匹林对血小板的抑制是永久性的。血小板的寿命为 7~10 天，正常情况下每天约有 10% 新的血小板生成。每天服用一次阿司匹林，就足以连续维持对血小板凝血功能的抑制。

为了避免阿司匹林刺激胃黏膜，发明者在阿司匹林药物外包裹了一层耐酸的薄膜，在酸性的胃液里保护阿司匹林不会溶出，只有在药物到达弱碱性的肠液的环境中时，保护膜才会被破坏而使阿司匹林释放出来。这就是肠溶阿司匹林片，给药后 3~4 小时阿司匹林在血液中才会达到峰值，药效较为缓慢。

阿司匹林长期用于抑制血小板功能时，平均剂量每天只需 75~100 毫克。据称，对已经患有心脑血管疾病的高危人群，长期服用这样剂量的阿司匹林可以有效地预防病情发作。这种称作"二级预防"，能够有效降低严重心血管事件风险 25%，使脑梗死减少 30%，心肌梗死减少 20%。

经我国食品药品监督管理局批准，100 毫克阿司匹林肠溶片可用于心肌梗死的一级预防。所谓一级预防，就是对年龄大于 50 岁，有高血压、糖尿病、高脂血症、冠心病等高危因素，但尚未发生心肌梗死的人群，用来预防首次心肌梗死的发生。据称，这类人群服用阿司匹林作为一级预防，可以使心血管事件总发生率降低 15%。

中国在 2005 年发表了《阿司匹林在动脉硬化性心血管疾病临床应用中的专家共识》，并在全国广为宣传。据报道，心肌梗死住院患者规范应用阿司匹林达到了 80%~100%，但一级预防服用阿司匹林则不足 10%。许多医生建议有患心脑血管疾病风险的人群，要长期服用阿司匹林，以达到预防血栓形成的目的。

对阿司匹林功用的研究还有新的发展。英国牛津大学的彼得·罗斯维尔小组，在 2012 年 3 月 29 日的《柳叶刀》杂志上发表论文称：每天一片阿司匹林能让癌症死亡风险减少 37%。阿司匹林不仅能减少染上癌症的可能性，还能防止病情扩散。一旦患者被诊断出患了癌症，日常剂量的阿司匹林可以在 6 年半的时间内使癌症扩散的风险减少 55%。研究者表示，这是首次发现阿司匹林还能用于预防肿瘤的扩散和转移。

美国癌症学会的迈克尔·图恩，在 2012 年 8 月 19 日美国《国家癌症研究所杂志》月刊上也撰文指出：每天服用阿司匹林的人，不管是小剂量还是成人剂量，死于癌症的可能性都将减少 16%。

不过对于阿司匹林防癌的作用，医学界内在认识上还存在分歧，还需要进一步深入的研究。在阿司匹林尚存在一些严重副作用的情况下，目前并不适宜作为抗癌的药物进行普遍推广。

阿司匹林的副作用不容小觑！

长期服用阿司匹林最严重的副作用，就是抑制了血小板的再生，降低了它的凝血作用，一旦出现伤口就容易引起出血不止。

2009 年 4 月 13 日美国《神经病学》杂志网络版上的

一份报告指出，长期服用阿司匹林的人，经头颅核磁共振检查发现存在脑微出血者明显要多于不用药的人，出现脑硬膜外血肿的可能性也较高。荷兰鹿特丹伊拉斯莫大学医学中心对1 062名平均年龄为69.9岁的老年人进行了核磁共振检查，结果发现服用阿司匹林的老年人，脑部存在微出血的状况更为普遍，比未服用阿司匹林的老人多出70%。

类似的例子在我们的身边也有很多。笔者一位长期服用阿司匹林预防心脑血管疾病的朋友，有一段时间发现行路不稳，去医院求诊，经核磁共振检查发现有脑硬膜下血肿。经手术在他的颅骨上钻了一个直径约2厘米大小的孔，吸出一些豆渣状的凝血。后经医生询问，患者才回忆起4个月前有一次不慎撞到了头部，致头外侧起了一个大包，当时并未理会。医生说原因就在这里了！这位脑神经外科医生一再交代他切不可再服用阿司匹林，并解释说：在大脑和颅骨之间有一层硬膜起保护大脑的作用，而硬膜和颅骨之间又会有许多微血管交联，头部如果受到较重的撞击，常会拉断某些交联的微血管而出现微出血点，这在足球和拳击运动员中是屡见不鲜的。不过由于血小板的凝血作用，微小的出血点随即被凝结封堵，随着时间推移凝血逐渐被吸收，但会留下核磁共振能够发现的含铁血黄素的痕迹。那些本来血小板数量就很低的人群，还有长期服用阿司匹林的患者，由于他们的凝血功能很差，所以会有较多量的出血或持续的出血，在颅骨和硬膜之间形成血肿。轻微的血肿会压迫大脑和神经产生眩晕，严重时就有可能危及生命。如果出现颅内出血，血小板数低的患者相比血小板数正常的患者，后果要严重得多。

类似的例子还有：2010 年 8 月 5 日，加拿大前总理让·克雷蒂安的女儿发现 76 岁的父亲走路出现困难，次日到医院求诊时发现脑部有血肿。医生杰夫·戈兰立即为克雷蒂安做了开颅手术吸出瘀血，后来恢复良好。美、加两国 50% 以上的普通人群有服用低剂量阿司匹林防治心脑血管疾病的习惯，克雷蒂安的脑硬膜外血肿，与他长期服用阿司匹林有关。

血小板的主要功能是凝血和止血，修补破损的血管。这是在人类进化过程中形成的，是为了防止受伤后出血过多。长期服用阿司匹林抑制了血小板的产生，因此一旦出血就很难止住。长时期服用低剂量阿司匹林，会增加孕妇生产婴儿、拔牙和动手术时的出血量，所以外科和牙科医生在动手术前总会一再仔细询问患者，是否在服用阿司匹林。笔者一位常年服用阿司匹林的朋友谈到一次体检抽血的难忘经历，他在抽血后用棉签止血 15 分钟后回家，到家后发现半只袖子都被不停流出的血液湿透了，而伤口仅仅只是一个微小的针孔！

阿司匹林除了对凝血功能产生抑制以外，还能透过胃黏膜上皮脂蛋白膜层，破坏脂蛋白膜的保护作用，从而引起胃黏膜糜烂、出血和溃疡。据报道，有些人服用中等剂量的阿司匹林数天，即可发现大便潜血检查呈阳性。长期服用阿司匹林的患者溃疡病发病率更高。一位临床医师回忆：他的一位 64 岁患者，前几年查出患心脑血管疾病，在心脑血管医生的建议下，开始常年服用阿司匹林。半年前他开始便血，后来突然血压降低并引起头晕，经检查发现胃严重出血导致贫血，判定是久服阿司匹林的副作用，经治疗并停服阿司匹林后渐趋恢复。

古巴前领导人卡斯特罗，2006 年 7 月 31 日突患严重的肠胃出血，生命垂危。经外科手术紧急救治，终于度过了危机，但健康受到了很大的影响。据外国媒体透露，卡斯特罗曾接受医生建议，长期服用阿司匹林，以防治心脑血管疾病。以色列前总理沙龙则没有卡斯特罗那么幸运。由于沙龙长期服用防止脑血栓的药物（阿司匹林）不当，2006 年 1 月 4 日突发脑溢血和肠道出血，在耶路撒冷的一所医院先后接受了八次手术，其中包括一次切除部分肠道的手术。手术还算成功，但从那时起沙龙就陷入昏迷，在特拉维夫附近的泰勒哈绍梅尔医院一躺就是 8 年，2014 年 1 月 11 日去世，终年 85 岁。

阿司匹林还有一种严重的副作用，即可能引起一些人的造血功能障碍。笔者身边就有一宗服用阿司匹林引起急性造血功能障碍的病例，患者是一位北京大学退休高级工程师，他连续服用肠溶阿司匹林七八年，2011 年夏突然发低烧不退，经血检，血小板只剩 16×10^9/升，仅为正常人的 1/10，血小板的再生功能被彻底破坏。他最后被确诊为白血病发作，一年后去世。

这些病例应该引起人们的注意。一些权威机构和医生对普遍使用阿司匹林预防心脑血管疾病提出质疑，指出阿司匹林是一种具有持久破坏潜力的药物。他们建议，有肝肾功能障碍、维生素 K 不足以及血液凝结失调的人，应禁止服用阿司匹林。此外，很多人在经历了荨麻疹、淋巴结肿大、严重呼吸困难和血压降低等种种症状后，对阿司匹林尤易过敏。

2010 年美国糖尿病协会公布了《ADA 糖尿病治疗标准》。标准指出：对于低危人群，即 50 岁以下的男性和60 岁以下的女性，且并无高血压、高血脂或冠心病等危险因素的糖尿病患者，使用阿司匹林进行心脑血管疾病的一级预防尚缺乏明确证据，其预防效果仍然值得怀疑。

2005 年 5 月 20 日出版的《英国医学杂志》刊登了一篇研究报告称，关于心脏病高危人群应每天服用小剂量阿司匹林以助防止心脏病发作的建议，可能并不适用于老年人。报告说，肠胃出血或脑出血的风险，可能抵消掉少量服用阿司匹林带来的益处。研究人员以生活在澳大利亚维多利亚的 2 万名年龄在 70~74 岁之间的老人为对象，进行了每天服用阿司匹林利弊的临床试验。结果表明，服用少量阿司匹林虽然令 710 名老人避免了心脏病发作、54名老人避免了中风，但却令 1071 名老人出现肠胃出血，129 名老人出现脑出血。研究报告最后呼吁：对老人而言，必须抵制盲目服用阿司匹林的诱惑。

此外，服用阿司匹林还有增加心律不齐和房颤的风险。2011 年 7 月 4 日《英国医学杂志》发表了亨里克·错夫特的一篇文章，文中指出：研究发现，长期服用阿司匹林等药物，使心律出现异常的风险提高了 40%，房颤的风险也多了 40%；老年服药者风险最高，而那些患有慢性肾病或类风湿性关节炎的患者，尤其容易受到影响。

医学界对服用阿司匹林的认识
一直存在严重分歧

中国工程院院士高润霖教授曾在 2009 年 10 月对《健康时报》的记者说："只有当预防心血管事件的需要明显超过出血风险时，阿司匹林的预防才有意义。"他又说："低危人群服用阿司匹林预防心脑血管病，其收益不大。由于阿司匹林可引起出血危险，其有益作用被出血的危险抵消了。"

究竟怎样来平衡阿司匹林的利与弊？对于那些曾经出现过急性或非致命性心肌梗死、急性缺血性脑卒中的高危人群，例如曾经患过心绞痛、一侧行为不对称等中风现象的患者，已经查明心脑血管内壁有大量严重不稳定斑块附着的患者，以及血管内壁堵塞、狭窄的患者，作为辅助治疗手段，长期服用阿司匹林无疑是正确的。但这实在只是一种无奈的选择，因为此时阿司匹林的出血以及其他副作用的危险，对这些患者来说已经降居次要，心脑血管可能出现的危机更为现实。

心脑血管疾病产生的原因
和预防的根本措施

除了高血压以外，其他诸如糖尿病、血脂紊乱、动脉粥样硬化症等等，如果撇开遗传的因素不说，这些危险因素大都源于长期能量平衡失调。长期以营养方式吸收的能量大于消耗的能量，多余部分的能量就会以脂肪的形式逐渐在体内储存下来。在皮下和肠内积淀，就会出现发胖和大腹便便；在血液里悬浮，就会引起血脂紊乱；在血管壁上沉积，就会引起动脉粥样硬化。调整这种能量的失衡才是根本性的！正确的方法显然是减少能量的摄入，比如减少食物中的糖类、脂肪的比例，加强体育锻炼或劳动强度以增加能量消耗，而不应该首先考虑药物。

坦桑尼亚境内的马赛人每天食用大量的肉类，很少能吃到新鲜的蔬菜水果，但他们绝少有人得心脑血管病。他们的体重、腰围、血压都很正常，血脂水平也很标准。美国每日科学网站 2008 年 7 月 29 日报道：卡洛琳学院的茱莉亚·姆巴利拉基博士及其同事对马赛人进行的一项研究表明，马赛人活动频繁，每天消耗的热量比基本需求要高出 890~1 500 大卡。结论是：是运动而不是基因因素，使马赛人很少得心脑血管病。

长期能量过剩，在人类进化过程中是不曾有过的。古时的人类跋涉觅食，与鸟兽搏斗，依然很难解决温饱问题，更难获得高热量的食物，多数时间处于半饥饿和周期性饥饿的状态，这是进化过程中的一种正常状态。大自然赋予人类的机体就是按照这样的状态设计的，经历数百万年的进化，已经形成了一种固定的模式。可是随着人类逐渐进入文明社会，能量的平衡遭到了破坏，能量长时期过剩，就使得形形色色的心脑血管疾病接踵而来。说到底，这是大自然对人类的一种惩罚。而随着医学和药学的发展，人们总是试图首先用药物来抵挡这种惩罚，而不是首先回溯人类进化的历程去寻找正确的解决办法。其实药物的抵挡只能是一种舍本逐末的治标方法，而不可能治本。

结　语

阿司匹林改变了血液结构和流体力学特性，服用阿司匹林对人体的影响，至今仍然不能完全认识清楚。但是，长期改变血象的正常状态对人体健康绝不会有好处；盲目地长期服用阿司匹林，对那些基本健康、亚健康或者仅仅只有某种健康隐患的人群，也绝不会带来福音。

因此，应该正确评估阿司匹林的利与弊，走出盲目服用阿司匹林的误区！

第七章　过度医疗有哪些危害?

现代文明病在当今社会相当普遍，比如糖尿病、高血压、心脏病、脂肪肝、肾脏病，以及各种癌症……这些病症带给人们很大的心理压力，人们频频求助医生，做各种器械检查，然后按照医生开出的药方大把地吞服药物，或者稍有不适就去进行静脉输液。其实，这种医疗过程中难免会出现"杀鸡用牛刀"的情况，给患者带来精神上、经济上的更大负担。这种情况在今天的医疗临床中被称作过度医疗，包括过度检查和过度治疗。

体检中的过度检查

美国纽约长岛著名医生劳伦斯·史密斯指出，过度检查和过度治疗是美国医学最严重的危机。美国 9 个医学组织共同提出，目前有 45 种一般人根本就不需要的检查和治疗，比如：对一般疾病进行的 CT（电子计算机 X 线断层扫描技术）检查；做肠镜检查后，一定时间内再次检查；在背痛初期进行 X 线检查；为没有心脏病明显症状的患者进行运动心电图检查；为年龄在 21 岁以下妇女做子宫颈涂片检查；为初期乳癌患者或轻度前列腺癌患者做骨骼扫描检查；为 65 岁以下妇女或 70 岁以下男性做骨骼扫描检查；为来日无多的洗肾患者经常做癌症检查；等等。

美国《华盛顿邮报》2008 年 8 月 5 日报道：美国一个联邦医学专家小组呼吁，要停止为年龄超过 75 岁的老人实施是否患前列腺癌的预防性医学普查，认为这种普查对于 75 岁以上老人弊大于利。美国癌症协会的医疗总监一语道破实情：对患者做一次前列腺癌套餐筛检，可以为医院带来约 5000 美元的收益。美国达特茅斯学院的医学教授吉尔伯特·韦尔奇在其所著的《过度诊断：保健还是治病？》一书中也一针见血地指出，过度医疗很容易帮医院招揽来新的患者，医生根据先进仪器的检测结果来对付患者，比临床判断的治疗方法更加容易。只要医生提出这种早期诊断，不管要花多少钱，患者都很难拒绝。

澳大利亚邦德大学高级研究员雷·莫伊尼汉，在 2012 年 5 月 30 日《英国医学杂志》周刊网站上发表文章说：对那些根本无损健康的"症状"进行一本正经的检查和治疗，把健康的人视为患者，且不说浪费了医疗资源，这样做对患者的健康也常会带来重大的威胁。莫伊尼汉指出，灵敏度更高的检测能够查出微小的"异常"，而这些"异常"一般不会继续发展下去成为真正的疾病。扩大疾病的定义和降低需要治疗的门槛，意味着那些患病风险很低的人群，将永远被贴上患者的标签，需要接受终身的治疗。

众所周知，这种过度医疗，在中国的一些医院也是存

76

在的。

放射检查次数过多的危害

　　放射学的发展从根本上改进了医疗手段。通过 CT 扫描和核磁共振医学检查，医生能够迅速确定体内病变，诊断肾结石或确诊阑尾炎，评估甲状腺功能，以及确定心血管堵塞的位置等等，但这种检查的副作用也不容小觑。美国全国防护委员会的弗莱德·梅特勒博士说，美国人目前受到的电离辐射已经达到了历史最高水平。医疗中的电离辐射是能量最高、潜在危害最大的辐射，CT 扫描在所有医疗放射性检查的项目中只占 12%，但 CT 让人体受到的辐射却几乎占到全美辐射总量的一半。多层 CT 扫描仪造成的辐射，还要远高于单层 CT 扫描仪。对一般疾病做 CT 检查在中国也相当普遍。

　　做一次 CT 检查让患者接受辐射的剂量，比常规的 X 线透视高出 50~100 倍。做一次心脏冠状动脉 CT 检查，患者接受的 X 线的辐射量更相当于拍了 750 次 X 线胸片的辐射量！波士顿布里格姆妇科医院的阿伦·索迪克森研究组，对该医院做过 CT 扫描的所有患者进行了追踪统计，结果表明：有 7% 的人后来患了癌症，这比癌症基准发病率高了 1%。哥伦比亚大学的戴维·布伦纳博士在 2007 年 12 月 2 日的《新英格兰医学杂志》上发表了一篇论文，他指出：目前所做的 CT 检查，有大约三分之一从医学上来讲是不必要的……滥用 CT 检查将使美国今后二三十年间多出 300 万例癌症患者。

今天，为什么过度检查会在全球泛滥呢？正如一位学者指出的，有以下几个原因不容忽视：一是为了追求利润，二是因为人们对预防医学的误解和医学人文精神的缺失，三是由于患者对高科技的盲目崇拜。

血管支架的过量放置

近些年发展起来的治疗血管堵塞的支架手术获得了很大的成效，对严重血管堵塞的应急治疗、挽救患者的生命起了很重要的作用。

支架，是 PTCA（经皮冠状动脉成形术）手术中使用的器材。简单来说，支架其实是一段网状的管，通过从大腿的股动脉或者手腕的桡动脉处插入一根导管，在 X 线的指引下，用球囊将支架移动到狭窄部位，把网管撑开，以使血管狭窄部分得到扩张，让血流顺利通过。一枚小小的支架，直径 2~4 毫米，重量不过数十毫克，国产的就需 1~2 万元，进口的价格更要翻倍。

受利益的趋势，放置支架的过度医疗随之产生。在中国，通常无症状患者血管 70% 堵塞，或者有症状患者血管 50% 堵塞，才需要做支架手术。但是，有些医院过度治疗，甚至血管只有 30%~40% 的堵塞也施以放置支架的手术，有的患者一次放置支架 5~6 个甚至更多。血管狭窄必须得放支架吗？有一项极具讽刺性的报道：德国莱比锡医院的外科专家做了一个很有说服力的实验，他们将 100 位冠状动脉狭窄达到 75% 的患者分成两组，一组手术放置支架，另一组不手术但每天安排锻炼身体，一年后，手术组的康复率为 70%，而没有做手术组的康复率却达到 88%。

过度使用静脉输液的隐患

　　现在进入中国任何一家医院的输液室，里边多半坐满了挂着吊瓶在输液的患者。为了追求速效，"凡病皆吊瓶"的现象非常普遍，哪怕是牙痛、伤风感冒等小病都照"吊"无误。2010 年 12 月第十一届全国人大常委会第十八次会议举行联组会议，时任国家发改委副主任的朱之鑫表示，2009 年一年，中国人输液 104 亿瓶，相当于 13 亿人口每人输液 8 瓶，远远高于国际上 2.5~3.3 瓶的水平。他说："过度用药危害了人民的健康和生命安全。"而据世界卫生组织（WHO）统计，70%以上的输液根本就是不必要的。

　　过度输液带来的安全隐患显而易见。口服的药物经过肠胃的选择性吸收过程，然后才进入血液，再流经肝脏代谢。如果直接以药液的形式输入静脉，就没有了这道屏障。同样的配方药物，口服效果虽较缓慢但更安全，而直接输液则可能增加过敏、中毒等的风险。

　　过度输液的另一个隐患就是，在药液的配制和存放过程中，很难做到完全排除固体难溶微粒的存在。直径大于 50 微米的微粒称为可见异物，多数更细小的异物则肉眼根本看不见。这些异物包括玻璃容器面上脱落的硅酸盐颗粒、药物相互作用产生的难溶颗粒，以及生产过程中难以完全避免的种种微粒和纤维等等。

2016 年 3 月安徽省食品药品监督管理局公布的药品抽检信息报告，51 个批次被抽检的滴注液中有 16 个批次不合格，其中更发现可见异物。而北京某医院在对静脉滴注的药液进行检查时曾发现，在 1 毫升 20% 的甘露醇药液中，查出了粒径 4~30 微米的微粒 598 个；在 1 毫升 50% 的葡萄糖加青霉素的药液中，检出了粒径 2~16 微米的微粒 542 个。也就是说，如果患者静脉滴注 500 毫升药液，那么同时就可能会有超过 20 万个与治疗无关的微粒进入血管。人体最小的毛细血管直径只有 4~7 微米，粒径超过 4 微米的微粒就可能会蓄积在心、肺、肝、肾、肌肉、皮肤等的毛细血管中，造成微血管栓塞，从而引发种种严重的后果。那些比毛细血管管径更小的微粒，最后也都会回流到肺脏并被过滤沉积下来，随后又会被巨噬细胞吞噬，使巨噬细胞增大，形成肉芽肿，造成肺脏纤维化，呼吸能力下降。有位患者生前输过的药液达 40 升，在他去世后专家对其尸体进行解剖，发现该患者仅肺部就有 500 多个肉芽肿及大量微血管堵塞的栓点。

从 20 世纪中叶走过来的人们都记得，那时候进医院看病，患感冒发烧或者有支气管炎症发生，医生往往只给患者开口服的抗生素和一些感冒药片，嘱咐多喝水，好好休息，过个三五天也就痊愈了。严重一点的，也就是在臀部肌肉注射一针青霉素，当年很少人有过静脉输液的经历。如今这种动辄吊瓶挂水的过度治疗，已经引起有关学者的严重忧虑。因为这样做不仅输液的过敏反应概率会提高，而且更容易产生耐药性，使得以后再患病时治疗的难度加大。实际上，输液只对那些吞咽困难，有严重吸收障碍（如呕吐、严重腹泻等）或者病情危重、发展迅速、需要急救处理的情况才有必要。

专家呼吁，人们应当提倡健康生活方式来提高免疫力，生病时能不用药时尽量避免用药；必须用药时，能吃药就不打针，能打针就不输液。这种认知需要在医生和患者中普及，如果没有医患双方在思想上的高度配合，消除过度输液是很难做到的。

多种药物大把吞服的禁忌

在诊室里，患者常常不厌其烦地向医生诉说自己身上的种种不适，希望医生药到病除，而且总是要求医生开出处方上限的药量。这种情况下，医生通常都会尽量满足患者的要求。医生大量开药，患者大把地长期服药，其中隐藏着药物交互作用的重大隐患。

我们知道，每一种药物在说明书上都有副作用和配伍禁忌的详细说明，但那是远远不够的。目前种种新药不断出炉，药学界对多种药物之间相互作用的详细了解却渐趋模糊，往往要经过严重的事故甚至付出生命的代价才能明晰起来。例如，罗红霉素可使复方甲氧那明中的氨茶碱在血中的浓度升高 10 倍，导致氨茶碱中毒；银杏叶制剂和阿司匹林同服，会使出血的危险提高数倍；等等。2004年 9 月 9 日《新英格兰医学杂志》报道：红霉素及某些治疗感染的药物，如果与治疗高血压药中的钙通道阻断剂（如苯磺酸氨氯地平、硝苯地平等）同服，会延长两次心跳间的时间，增加心律失常的风险。很显然，药品说明书上的标注并不能涵盖所有这些风险。至于 3 种以及 3 种以上的药物间相互作用的细节，更难以准确地说清楚、讲明白。

美国芝加哥大学的特斯勒·林道教授指出：人们可能知道同时服用两种处方药有禁忌，但没有充分意识到非处方药也可能和处方药，甚至和其他非处方药发生反应。在美国，有超过 29% 的老人同时服用 5 种或更多种的处方药和非处方药。美国芝加哥大学 2008 年做的一项调查表明，在 65 岁以上的美国人中，每年因药物间不良反应被送进医院的超过 17.5 万人次。在中国，65 岁以上有各种慢性病的老年患者，几乎一半以上的人都同时服用 5 种或 5 种以上的药物，其中许多人根本就说不出自己正在服的都是些什么药，只知道是医生开的，更不知各种药之间有哪些禁忌。甚至有人还把不同医生开的药，自作主张擅自混合服用，这样做是非常危险的。

对预防医学的误解——
未生病先服药的危害

有的人未生病先吃药，美其名曰预防疾病的发生，这是对预防医学的严重误解。预防医学的宗旨是研究预防病害，讲究卫生，增强体质，改善和创造有利于健康的生产环境和生活条件。这和"吃药防病"完全是两码事。

老话说"是药三分毒"，每一种药除了具有特定的治疗效果以外，常常还有一定的副作用。当你确实生病的时候，就不得不忍受这"三分毒"的伤害；但如果你没有生病而服药，这三分的"药毒"对你身体的副作用就会上升到"十分"。

英国《独立报》2010年4月30日报道：美国斯坦福大学医学院生物工程学教授、40岁的斯蒂芬·夸克花了5万美元，请斯坦福大学医学院的心脏病专家尤安·阿什利的研究组破译了自己的全部基因组。根据基因分析，研究人员对他未来有可能患上的55种疾病进行了评估。评估结果显示夸克患心脏病的可能性在增加，出现肥胖、糖尿病和抑郁症的风险高于平均水平，但患老年痴呆和眼部黄斑病变的可能性则较低。医生遂建议夸克服用一组可能对他有效的药物，包括他汀类降脂药，以及少量降低血液黏稠度的药物，如华法林等等。夸克因此成为全世界第一位依据基因组提示用药的人。

阿什利破译基因组的结果登载在医学界最著名的《柳叶刀》杂志上，斯蒂芬·夸克教授对这项破译结果赞誉有加，称这意味着医学上升到了一个全新的境界，即研究人员首次可以根据对每个人基因组的研究，向其提供个人风险分析结果，预测其未来患病的可能性，以及他们对不同药物的反应……

应该说，心脏病专家尤安·阿什利对夸克教授全套基因组破译研究的本身，是一项极有意义的工作，但是却陷入了荒唐的分析、演绎和应用。这也是一些科学家常有的悲哀。先天遗传基因对人类身体健康的影响，在医学领域中普遍认为占不到10%的份额。影响人类健康的主要因素还是后天环境和本人努力。夸克的基因预警内容其实非常一般化，可以说对三分之二以上的同龄人群都适用，这些人都有发生肥胖、糖尿病和心脏病的可能。欲保持健康的体质，重要的是要保持健康的生活方式和持之以恒地进行体育锻炼。那种一次基因破译定终身，并且认为提前长期服药能免除百病的行为，往往不是祛病，而是增加了药物副作用带来其他疾病的可能性。

基因测试远不是夸克的个人行为，在西方已经形成了一个行业。但是，正如英国人类遗传学委员会在 2002 年发表的一篇文章指出的：基因检测服务至今不但没有预防任何疾病，反而扩大了疾病的领域，将一大群没病的人判为患者。预防医学的宗旨，本来是要让人们得以健康地脱离医疗系统，而基因诊断却将健康的人推入医疗系统。

结　语

形形色色的过度医疗的案例，说起来都会令人感到荒唐可笑，但实际生活中几乎每个人多多少少都会卷入其中不能自拔。为了大众的身体健康，医生和患者都需要认真考虑这个问题了。

第八章　谈谈牛奶和喝牛奶的学问

　　伦敦大学的遗传学家马克·托马斯博士在 2007 年 3 月美国《国家科学院学报》上撰文说，通过对公元前 5000 年的许多人类遗骸进行的 DNA 分析发现，他们身上完全缺乏能够消化牛奶中乳糖的基因，说明那个时期以前，人类很可能不喝牛奶。不过 2014 年 3 月美国《考古学杂志》网络版登载了一份研究报告，称在中国楼兰古墓小河墓地的发掘中，发现楼兰美女脖子上的装饰物中常有小块状的奶酪，身上也有很多的奶酪粉。这说明距今 3800 年前游牧的楼兰人，可能已经懂得食用奶制品了。

　　古代中国的中原人确实很少喝牛奶。到了 20 世纪初叶，除了少数西化的上层买办人士以外，多数中国人也不喝牛奶。抗日战争胜利后的 1946—1947 年，一些大城市如南京、上海的大街小巷路边摊上开始有人兜售美军的剩余物资，其中最引人瞩目的就是那种 5 磅装、墨绿色、外皮印着黑字的桶装奶粉。也就在那段时间，美国克宁公司生产的 Klim 牌奶粉开始大量进入中国市场。此后，奶粉逐渐为国人所接受，喝用奶粉冲泡的牛奶也在中国的普通人群中渐渐普及开来。

奶粉和速溶奶粉

70 年前的奶粉有一个特点，就是不能直接用水冲泡，否则奶粉会一团团地漂在水面上不能互溶；必须先用少量的水将奶粉仔细调匀成糊，然后再用水冲，才能冲成一杯牛奶。这是因为奶粉是喷雾干燥的，将牛奶喷成雾，飘浮在高温的加热室里脱去水分，落下以后就成为奶粉。牛奶富含脂肪，所以每一颗奶粉的粒子都裹上了一层奶油，可以想象，水实在没法把这个带油的、黏成团的颗粒化开。

时至今日，很少再有这样的奶粉出售了，几乎所有的奶粉都是速溶的。所谓的速溶奶粉，就是在喷雾干燥时，先在牛奶里加进一种叫"界面活性剂"的物质。这种物质的分子长长的，有一头亲油，另一头亲水。亲油的一头和带油的奶粉颗粒紧紧地吸附在一起，亲水的另一头和水有很大的亲和力。所以奶粉颗粒通过界面活性剂的中介，就能和水亲密地融为一体。这样，速溶奶粉用水一冲就可以立即溶成一杯均匀的奶。

活性剂的选择很重要，不但应是无毒的，而且还应当是有益健康的，例如常用的卵磷脂一类的物质就是如此。

液态奶

当今市场上出售的奶制品除了奶粉以外，更多的是液态奶。液态奶有很多种，最原生态的鲜奶是相对最有益的。从奶牛乳房挤出来的奶先掺水到规定的比重，通过过滤除掉挤奶时混进的固体杂质，再用紫外灯照射做一定程度的消毒，就可以装袋出售了。大型奶厂通常还会用强氧化剂——臭氧（O_3）来灭菌，这样消毒效果会更好一些。但不管怎样，这种类型的奶里总还含有相当量的菌类，不耐存放，炎热的夏季不到 24 小时就会发酵酸败，所以鲜奶饮用前应该先煮沸灭菌。有人说牛奶煮沸会破坏许多营养，其实是多虑了，除了维生素 C 会损失一点之外，所有的矿物质、蛋白质和一些油溶性的维生素都会原样保存，不会遭到破坏。牛奶的营养，最主要的还是蛋白质、维生素 A、维生素 D 和钙等一些矿物质。

市场上出售的液态奶为了增加保质期，需要进一步灭菌，所以我们经常可以在商品奶的外包装上看到这样的字样——"巴氏低温灭菌"。所谓巴氏低温灭菌法，也就是在72~75℃加热 15~16 秒或者在 80~85℃加热 10~15 秒灭菌。这种灭菌方法并不彻底，在密封袋未开启的情况下，最多也只能保存 1 周。另一种灭菌更彻底一些的方法是所谓的高温灭菌法，也就是在130℃下以更短时间灭菌，通常可以保存 30~45 天。

根据牛奶中的含脂量，市售的牛奶又有全脂、半脱脂和脱脂奶之分。将牛奶放入离心机里高速旋转离心，因为奶油的比重比蛋白质和水轻，所以牛奶便被分离成两层。撇去上层的奶油，下层的奶就是脱脂奶了。离心的速度和程度，决定了下层的奶是半脱脂的还是全脱脂的。全脂牛奶的脂肪含量有 30%，半脱脂奶的脂肪含量大约是 15%，全脱脂奶的脂肪含量会低到 0.5% 以下。有些人并不喜欢低脂的奶，更爱浓奶油的香味。国外有一种"浓厚奶"，脂肪含量可高达 40% 以上，这是在原奶的基础上特别添加了奶油而制成的。

在描绘古老欧洲风情的绘画中，有时可以见到这样的画面：农妇用一种桶状的手摇离心机来分离奶油，这种操作在中国当然是看不到的。不过，在家庭中可以用简单的办法来脱脂，只要将牛奶煮沸，奶和油就会部分分离，冷却后上层的奶皮就是奶油。撇掉它，下面的奶脂肪含量就低多了。

牛奶的营养很丰富，也是一种高热量的饮料。它除了含丰富的钙等矿物质以外，还有高含量的蛋白质、乳糖和人体必需的维生素 A、维生素 D 等多种维生素。大多数营养学家认为，无论老少，多饮牛奶对身体健康是有益的。有的学者甚至认为，第二次世界大战以后日本国民体质的显著改善，与普遍饮用牛奶有关。但是近半个世纪，自从牛奶进入广泛的商品市场以来，牛奶渐渐丢失了原生态的本性。科学家也开始对这种人类进化过程中并不熟悉的食物，以及商品化的牛奶对人体健康的影响，进行了深入的研究。

商品牛奶的生产与牛生长激素

自然状态下，母牛产下小牛崽以后很快就会出奶，小牛犊长到几周以后，渐渐会吃草了，母牛产奶量就会逐渐减少直至绝乳。本来母牛产奶仅仅是为了哺育自己的后代，不是来满足人类需要的，但是奶农为了让奶牛全年产奶，就给母牛注射一种"重组牛生长激素"（rBGH），强迫母牛在产仔后三个月再次受孕，使母牛常年处于边怀孕、边产奶的状态。

注射 rBGH 的奶牛可以提高奶产量 20% 以上，能够让一头良种奶牛平均日产奶量达到 25~30 千克之多！但是，注射 rBGH 的奶牛会使奶中一种叫做"类胰岛素生长因子-1"（IGF-1）的物质含量也随之提高 10 倍以上，这种 IGF-1 既不能被巴氏消毒法破坏，也不能被人的消化系统分解，却容易被消化系统吸收进入血液。本来，IGF-1 也是人体自然存在的一种生长因子，正常情况下，它在人血清中的浓度大约只有 200 毫微克 / 毫升。但是，许多世界重要杂志发表的多项研究报告都表明，一旦体内有过量的 IGF-1，例如达到 300~500 毫微克 / 毫升，就会增加人体患癌的风险。

这里不得不提到美国的孟山都公司。这个花了十多亿美元研发 rBGH 的生产商，充分影响了美国的食品安全法。美国食品和药品监督管理局（FDA）于 1993 年在世界上第一个批准了奶牛业使用 rBGH，并且刻意淡化使用这种激素的风险。不幸的是，FDA 在审批过程中使用的所有基本科学数据，都是由 rBGH 制造商的御用科学家提供的，而大部分由独立科学家提供的数据都被质疑和摈弃。极为讽刺的是，早在 1990 年孟山都公司自己的科学家却曾经报道过，用低含量的 rBGH 喂食成年老鼠两周，就能使老鼠身体系统产生极为明显的变化：体重增加，肝重量增加，骨骼长度增加，松果体的宽度降低。但是 FDA 明知 rBGH 对动物有不正常作用，却没有下指令去研究长期饮用 rBGH 牛奶对人体可能产生的影响。不但如此，FDA 还反对区分商品牛奶是否来自使用过 rBGH 的奶牛，更不允许生产厂和零售商在奶品包装上标贴"hormone free"（无激素）的标签。FDA 的理由是：这样"容易引起误导"，使人们在购买牛奶时过于挑剔。作为生产 rBGH 的领头羊，孟山都公司还曾经以 FDA 的这项批准书为法律根据，控告过两家使用无激素标签的牛奶销售商。

早在 1990 年，美国国家卫生研究院（NIH）专家组就表达了对 rBGH 牛奶中 IGF-1 因子不良影响的严重关切，呼吁应当进一步研究其对人体健康的影响，特别是对婴幼儿的影响。1991 年美国医学协会科学事务委员会也指出：吸收稍高于普通剂量的 rBGH，对儿童、青少年以及成人是否安全，需要加以研究。有科学家认为，IGF-1 不可能完全被消化分解，它最后会在小肠和结肠里被吸收而进入血液，这对婴幼儿和一些缺乏消化酶的人群的影响尤其严重。

虽然迄今美国 FDA 官方并没有敦促科学家去做这项研究工作，但世界很多国家的研究机构对此却十分重视，关于牛奶中 IGF-1 可能引发各类健康问题的研究论文，15 年来发表在世界重要科学杂志上的有不下百篇。

针对这些观点，孟山都公司的顾问们则著文辩解，声称 rBGH 牛奶中 IGF-1 的含量不会超过人乳中相应的含量，rBGH 能被加热和人的消化酶所分解，所以对人类不会有生物活性，饮用 rBGH 牛奶是安全的。

除了美国，世界上还有 20 多个国家允许在养殖奶牛的过程中注射 rBGH。中国现在既没有相关法律禁止使用 rBGH，也没有相关法律批准其使用，所以这是一个灰色地带。不过欧盟各国和加拿大对奶牛采用散养方式，不允许使用 rBGH。而且欧盟和加拿大还顶住美国的压力，禁止从美国进口牛乳、奶粉和其他乳制品。近些年来，新西兰、澳大利亚和日本也开始禁止奶牛饲养业使用 rBGH。

商品牛奶中的添加物

市售的液态奶为了奶体的稳定和饮用时的浓稠感，常常加入增稠剂。增稠剂有很多种，有天然的也有化学合成的，常用的是合成的羧甲基纤维素钠、藻酸丙二醇酯等等。它们无毒无味，也是人造奶油、冰激凌常用的添加物。增稠的奶对温度很敏感，随着温度的降低，稠度增加得很快。冰箱里 5~7℃存放的牛奶倒在杯里以后，摇晃一下就能看到在玻璃杯壁上附着的奶，看起来就如同刷墙的涂料一样。

奶制品中包括奶酪、奶昔、冰激凌、酸奶等，为了造成特殊的形态、颜色、口感、味觉和香气，使用的添加剂就更多了。总之，添加都是为了改善色、香、味和营养成分，以便促进商品的销售。

与这些无毒副作用的添加剂相比，牛奶中的抗生素污染是一个严重的问题。美国科学家的研究数据表明，注射 rBGH 的奶牛免疫力会降低，其患乳腺炎的概率提高了 80% 以上，采用人工挤奶更容易使奶牛患乳腺炎。患乳腺炎的奶牛所产的奶常会被污染，治疗患乳腺炎的奶牛，需要向其乳房部位注射抗生素。经过抗生素治疗的奶牛，在一定时间内产下的牛奶就会残存少量抗生素，按规定这样的奶是不能作为食用奶的奶源进行加工生产的。但是，商品牛奶实际操作中很难保证生产出完全不含抗生素的无抗奶。

中国的商品牛奶情况也不容乐观。奶业公司的奶源除了来自自己经营的养牛场外，往往也有来自零星养牛户的分散奶源，这就很难控制一些在牛奶中违法添加的行为发生。例如：添加含铬皮革废料的水解物，来增加蛋白质的含量；添加尿素或三聚氰胺，来冒充蛋白质；添加 β－内酰胺酶，掩蔽残余的抗生素来冒充无抗奶；添加硫氰酸钠来延长牛奶的保鲜期；等等。这些添加物对人体都极为有害，是绝对禁止的。此前的三聚氰胺事件，使得国产的牛奶和奶制品在消费者中的信誉降到了谷底。

牛奶的营养价值与宣传误区

牛奶的营养价值很丰富，但真正成为广为宣传的商品，历史不超过 200 年。即便牛奶中不含激素、抗生素，饮用牛奶也并非人人适合。

据悉，至今全球仍有近 30% 的人不能消化牛奶中的乳糖，喝了牛奶就会胀肚和腹泻。不仅如此，2012 年 9 月美国《国家科学院学报》还报道，牛奶中的 β－乳球蛋白会使 2%~3% 的 1 岁以下婴儿过敏。美国责任医疗医师委员会（PCRM）的营养教育项目主任苏珊·列文也说："牛奶是导致人体过敏的第二大食物，目前全美有 100 多万儿童对牛奶过敏。"

有营养学家认为：当今牛奶的商业意义远大于营养学

上的意义。其实，人类摄取蛋白质和钙的来源很多，饮用牛奶并不是唯一的手段。

总之，当今文明病多发的原因可能是多方面的：空气、水源的污染，过多化学品以及电磁辐射的影响，还有现代人种种不良的生活习惯等等。所以在日常的饮食中，应该尽量多地杂食，以便营养吸收均衡。

结　语

牛奶营养丰富，但绝不像奶商的广告那样神奇，rBGH 牛奶中 IGF-1 因子的副作用也不应忽视。希望有一天中国的商品牛奶也能像欧盟各国和加拿大一样，贴上"无激素"的标签。在当今条件下，如果你实在喜欢牛奶和奶制品的味道，不妨更多饮用奶粉冲泡的牛奶。因为在奶粉生产的过程中，经过特高温（130~160℃）喷雾、彻底脱水，原料奶中含有的大部分牛生长激素 rBGH 会被破坏掉。除了制造速溶奶粉需要添加界面活性剂以外，奶粉的生产没有必要像液态奶那样非得添加其他稳定剂。总的说来，奶制品营养丰富，应当补充到食谱中去，但也不必食之过量。

第九章　螺旋藻有多神奇？

　　螺旋藻等一系列微型藻类作为营养保健品曾经盛极一时，时至今日依然深得某些人群的青睐。可是，螺旋藻营养丰富之说到底从何而来呢？

　　1962 年，法国医生克里门特在非洲考察时，发现乍得湖边的佳尼姆人体魄强壮，精力旺盛。他们的饮食中除了骆驼、马肉之外很少有五谷杂粮，更加不见蔬菜鲜果，但他们经常捞取漂浮在乍得湖上的一种绿色的水藻晒干后食用。

　　克里门特很感兴趣，将这种新鲜的水藻带回了巴黎。在显微镜下他看到一个个水藻的植株都是螺旋状的，在水膜中不停地上下漂动，因此将这种水藻命名为螺旋藻。

螺旋藻和它的营养价值

　　克里门特医生的发现引起了世界营养学界极大的兴趣，对螺旋藻的研究纷纷展开。经过营养学家仔细的分析，发现螺旋藻的营养非常丰富，含有丰富的蛋白质，高达干重的 60%~70%，比同等重量的大豆、牛肉、鸡蛋中的蛋白要高出好几倍；富含 β - 胡萝卜素，比胡萝卜还要高出十多倍；含有丰富的维生素 B 族和维生素 C、维生素 E。最难能可贵的是，螺旋藻还含有多种微量矿物质元素，如钙、镁、钠、钾、磷、碘、硒、铁、铜、锌等等。

螺旋藻适应性很强，生长周期短，繁殖快，产量很高。联合国粮农组织（FAO）在 1974 年说过，螺旋藻可能是"未来最佳的食品"，在解决贫困地区人们的营养不良和饥饿问题方面有光明的前景。2008 年 FAO 发布了一份报告，称螺旋藻不但可以用来解决贫困地区的饥饿和营养问题，还可以在遭受地震、洪水或者其他自然灾害之后，常规粮食难以生产的情况下，作为充饥的应急口粮。

但是食品制造商们的视角不同，螺旋藻的高营养成分让他们看到了商机。他们把螺旋藻制成粉剂、片剂、胶囊等，大力宣传服食螺旋藻有益于身体健康。螺旋藻在商品化的过程中，也放弃了它解救贫困饥饿人群的初衷，转而成为中产阶级以上富裕阶层的营养品。

不过在开发螺旋藻商品市场的过程中，商人们也有很大的困惑，他们意识到，仅仅因为螺旋藻富含各种营养，并不足以让人们乐于从这种低级的藻类里补充营养。于是，商家开始给螺旋藻赋予种种的保健功能，比如抗衰老、抗疲劳、抗肿瘤、抗病毒、抗辐射、降血脂、降血压、帮助脂肪代谢、防止血栓形成、有效对抗心脑血管疾病、预防脂肪肝和肝硬化、降低血糖、预防糖尿病、养肝护胃等等不一而足的功效。这种炒作让大批沉迷于养生的中老年人趋之若鹜，也使得螺旋藻进入中国大陆不过十余年，就迅速在庞大的保健品市场中占了一席之地。

螺旋藻的商业生产

2004 年中国的螺旋藻产量超过了 4 万吨，而根据 2010 年中国螺旋藻行业协会发表的数据，当年全国螺旋藻原粉的产量达到 6.23 万吨，居世界之首。同时，中国不但自己超量生产，还从国外进口螺旋藻商品，成为世界螺旋藻产品的主要进口国和世界第一消费大国。螺旋藻保健产业在中国的发展如火如荼。

其实螺旋藻的生产工艺极为简单，它不但在天然湖泊里容易繁殖，在海水里也能够生长。大批量的生产通常就在水泥池内进行。螺旋藻需要在偏碱性的水里养殖，主要的营养配方是小苏打、食盐、硫酸钾、硫酸镁、硝酸钠、氯化钙、亚硫酸铁等等。生产的工序最为简单不过，也就是：捞取采收→冲洗杂质→烘干杀菌→粉碎检验→包装原粉。

商品螺旋藻的保健功能和副作用

螺旋藻是一种体长只有 200~500 微米、宽 5~10 微米的浮游植物，类似细菌一样由单细胞或不太多的若干个细胞构成。这种肉眼根本看不见单个植株的藻类虽然营养丰富，但由于养殖的粗放，给人体带来的健康问题也非常多。和茎粗叶宽、易于清洗干净的蔬菜不同，采收上来的螺旋藻是淤泥状的团块，它的吸附力很强，黏附着很多肥料和杂质，需要彻底冲洗干净。其中的硫酸镁、硫酸钾、氯化钙和亚硫酸铁等都是相当强的泻剂，如果清洗不干净，服用后容易产生腹泻，有时还可同时引起呕吐和头晕。

事实上，世界各国都未曾承认过螺旋藻的医疗保健作用。美国食品和药品监督管理局（FDA）等机构始终认为，螺旋藻只能作为应对饥荒的暂时口粮，并不具有保健功效。

美国国家卫生研究院（NIH）和国家医学图书馆（NLM），汇总了公开发表过的科学论文中对螺旋藻保健功能的研究结果，得出的结论是：对螺旋藻预防糖尿病和高胆固醇、抗癌、减肥等八种功能的保健质量评价是 C 级，也就是"没有清楚的科学证据能证明有保健功能"；而对螺旋藻调理疲劳综合征和慢性病毒性肝炎的保健质量评价是 D 级，即"有证据证明其不具有这种功能"。所以总体评价就是：不应认为螺旋藻具有保健功效。

由于 FDA 等食品监管部门多次处罚、禁止企业虚假宣传，因此在中国以外，将螺旋藻当做保健品服用从未成为社会潮流。如今比较著名的国际保健品生产商，都已不再生产螺旋藻产品。联合国粮农组织 2008 年的报告显示，美国、日本和墨西哥的螺旋藻产量虽然还在上升，但多数螺旋藻只是用来作为牲畜饲料的原料。

螺旋藻的养殖过程中还存在一个问题，即在养殖的水体中常常会伴生一种叫微囊藻的藻类。这种藻类析出的毒素，对人的肝细胞具有毒性，会促进肝脏肿瘤的发展。这种毒素在水中经煮沸也难以破坏。

复旦大学公共卫生学院前院长俞顺章教授，对部分东南沿海地区以沟塘水为饮用水源的人群进行了十余年的跟踪研究，并得出结论：沟塘水中以微囊藻毒素为代表的藻类毒素，可能是这些地区肝癌高发的危险因素之一。另外还有研究表明，微囊藻毒素也会在肾中蓄积，肾脏是微囊藻毒素除肝脏之外的另一个重要的靶器官。微囊藻毒素对于心脏同样具有毒性作用。

中国颁布的《生活饮用水卫生标准》（GB 5749—2006），将饮用水中微囊藻毒素含量限制为 0.001 毫克/升。国内已经有一系列清除水源内微囊藻的成熟方法，但是迄今为止，还没有办法能够完全抑制微囊藻在螺旋藻养殖过程中的伴生生长。

螺旋藻类产品受微囊藻污染的状况，在世界上都是一个严重的问题。1996—1999 年间美国俄勒冈州健康部门曾对市面上售卖的 87 种螺旋藻和蓝藻产品进行分析，结果其中竟然有 85 种都含有微囊藻毒素。在中国，2003 年《卫生研究》杂志刊登的一份报告说，根据 2002 年 7—8 月对 19 种 71 份市售螺旋藻产品的分析，所有的螺旋藻产品中都检出了微囊藻毒素，并且远远超过了国家规定。

结　语

市面上作为保健品出售的所有微型藻类，也就是那些由单细胞或不太多的若干个细胞构成的微型植株，除了螺旋藻以外，还有蓝藻、小球藻、红球藻、杜氏藻等众多的品类。它们的生产过程中都存在上文中提到的类似问题。在今天，生产纯净的、不含有害矿物杂质和微囊藻的螺旋藻等藻类不是完全没有可能，但生产成本很高。在螺旋藻的保健功能尚不能确认的情况下，人们还是应该理性看待它的作用。

第十章 胶原蛋白对皮肤健康 有好处吗？

　　近年来，作为保健、美容产品，市面上不断出现口服胶原蛋白类产品的宣传。市场上口服胶原蛋白有多种剂型，包括粉剂、片剂、胶囊、口服液等。"那个女孩一脸胶原蛋白"，这样形容一位美女皮肤水嫩，已经成了网络和大众流行的习惯用语。

　　市售的胶原蛋白产品使用说明书中，很多都注明其有美白祛斑、延缓衰老、紧肤平皱、保湿滋润、补血养颜、保养卵巢、防止骨质疏松、对抗癌症复发等等作用。特别是滋润皮肤、补血养颜的功能更是吸引了女性的眼球。本书作者之一就曾有过一段时间内服用某品牌胶原蛋白的经历，用量是每天 3~4 克，服用三四天后触摸面部皮肤可以明显感觉到比以前细腻光滑，头发也变得乌黑光亮。可是只要停止服用，三四天后就又恢复了原样。不过作者也询问过一些服用胶原蛋白的朋友，她们却反应服后并没有感到有明显效果。究竟胶原蛋白是什么？究竟胶原蛋白有没有滋润皮肤、补血养颜等功能呢？

胶原蛋白是一种什么物质？

胶原蛋白是动物皮肤的主要成分，是一种大分子的纤维性蛋白质，占皮肤肌细胞中蛋白质含量的 70% 以上。胶原蛋白被蛋白酶水解，最终得到的基本单元是各种类型的氨基酸，也还会有一些没有被完全水解散掉的两个或多个氨基酸连成的团，称为肽，较多氨基酸形成的团则称为多肽。

人们吃下的胶原蛋白和其他动植物蛋白一样，经胃肠道消化，分解成多种不同种类的氨基酸以后，才会被有效地吸收，继而被身体的各个组织器官和细胞所利用。一些商家在介绍自己产品时称：人们日常饮食摄取的动物胶原蛋白是大分子肽，不能被人体所吸收；而自己出售的胶原蛋白粉或口服液是小分子肽，无须进一步分解，就可以直接穿过肠壁的屏障被吸收进入血液。对于商家这种说法虽有个别科学文献报道过，但迄今并无足够肯定的实验数据，也没有为学术界普遍认同。其实人类消化器官消化蛋白质的能力极强，90% 以上不同的蛋白质都会在胃肠道内最终消化成各种氨基酸而被吸收。确有少量进入血液的肽，但其中的大部分又被进一步水解成氨基酸，没有被水解的小分子肽并没有被利用，而是通过肾脏排泄掉了。在临床上，有时需要直接向体内补充某种特殊的功能性蛋白质，不论是分子量很大的免疫球蛋白，还是分子量较小的胰岛素蛋白，都必须通过注射直接进入体内，不能口服。原因就是它们很容易被消化道分解成普通的氨基酸，失去功能性蛋白预想的作用和效果。

组成人体蛋白质的氨基酸已知的多达 20 种，这 20 种氨基酸在人体内均参与蛋白质的合成，都是人体不可缺少的。其中有 8 种氨基酸在人体内不能自行合成，必须由食物供给，称为必需氨基酸。胶原蛋白含的氨基酸虽多达18 种，但却缺乏氨基酸中的色氨酸，所以也只属于一种不完全蛋白，其营养价值其实并不比鸡蛋、牛奶和大豆更高。为了能够吸收到人体必需的多种氨基酸，人们日常应该取食更多不同的动植物蛋白，而不要过分依赖单一的蛋白质来源。

胶原蛋白的营养作用

关于胶原蛋白，在广告中我们常常看到这样的说法：容易被吸收的胶原蛋白，分子量要在 2 000 道尔顿以下。看来道尔顿是一个单位，可究竟什么是"道尔顿"？

在科学上，化合物的分子量本无单位，只是蛋白学界习惯于以 19 世纪初科学家约翰·道尔顿的姓，给氨基酸、多肽和蛋白质分子量加上这么一个单位。在这里，"道尔顿"本身并没有物理意义。一个氨基酸的分子量约在 100 道尔顿左右，那么 2 000 道尔顿的胶原蛋白大约也就是 20 个氨基酸的多肽，这样分子量的多肽是不可能直接被吸收进入人体血液的。即便分子量再小一些的多肽，也只有被酶水解为氨基酸以后才能被机体加以利用。多肽分子量愈大，愈有可能残存原动物遗传基因的片段，即便是动物的小分子肽，其中不同氨基酸结合的程式也和人类的有差异，都是人体绝不可能囫囵接受而直接加以利用的，更别提将吃下的胶原蛋白直接转化到脸皮上去了。这些经过水解出来的小分子肽、低道尔顿胶原蛋白对人体的好处，也就是在消化道里比吃猪皮、鱼皮等更快更容易消化成氨基酸罢了。

氨基酸重组蛋白的机制和程序，也就是各种氨基酸是怎样组成不同的器官细胞的，至今科学上并没有一个令人信服的说法。但可以肯定的是，它与蛋白质的来源并无关系，人体能够利用的只是被酶水解后的单个氨基酸。完全不吃胶原蛋白，机体照样会通过其他食物摄取氨基酸组建自己的胶原蛋白和健康的皮肤。人体内利用氨基酸合成自身胶原蛋白的能力和速率，受年龄、遗传、环境、疾病等多种因素的影响，和食物中是否有胶原蛋白并无直接的关系。

古老中国有"吃啥补啥"的说法，吃猪蹄、猪皮冻有养颜功能之说老少皆耳熟能详。所以，今天商家宣讲的从动物皮质中提取的胶原蛋白，有特殊保湿滋润、补血养颜功效的说法，只不过是给古老传说加上了一些现代科学语言的包装罢了。

2013年5月21日的《新京报》刊登了一篇文章，标题是"烧伤科医生曝所有胶原蛋白保健品美容都是骗人的"。文中说："吃胶原蛋白能将胶原蛋白直接输送到皮肤上，这从生理学上讲是不可能的。从出生到衰老，人体胶原的构成比例会有变化，这是正常过程，不是口服营养能改变的。"

这位烧伤科医生的观点当时引发网络热议，也得到了众多医务工作者的支持。北京朝阳医院皮肤科专家曹梅说，皮肤中的胶原蛋白含量高，皮肤弹性会比较好。如年轻人皮肤中的胶原蛋白含量相对较高，随着人的衰老，胶原蛋白含量下降，皮肤含水量降低，就会出现皱纹等皮肤问题。目前时兴皮下注射胶原蛋白，主要是为了修复比较深的皱纹。注射的胶原蛋白会对皮肤起到一定填充的作用，在一段时间内，皮肤看起来会细一些，丰盈一些。但从消化道吃下去的胶原蛋白不太可能达到此种美容效果。

至于脸上贴"胶原蛋白面膜"可以美容的宣传，果壳网科普专家表示，医疗上用到的胶原蛋白、水解蛋白，通过皮肤吸收的概率非常低，这种宣传更像是一种噱头。

结　语

作为商品，胶原蛋白如果没有短期明显的效果，就无法吸引顾客的关注，因此一些不法商家往往会加进一些隐秘的添加剂。

一种最可能的添加剂是雌激素。雌激素的增加，有滋润皮肤、亮丽头发，并促使乳房增大、体态丰满等作用，但长期服用雌激素会增加妇科肿瘤的患病概率，因此必须谨慎对待。

第十一章 "挚爱"的魔——烟草

今天人们普遍认为烟草（tobacco）原产中南美洲，最早栽培并吸食烟草的是当地印第安人。在墨西哥恰帕斯州的帕伦克，发现公元432年修建的玛雅神庙中有一块浮雕，上面雕刻的古玛雅人在宗教仪式上用管状烟斗吸烟，而且还在不停地喷烟吐雾（图11-1）。在墨西哥马德雷山上海拔1 200米处的一个山洞中，有人发现了一个塞有烟草的空心草管，经放射性测定，这只草管是公元700年前后的遗物。这样看来，人类至少在1 500多年前就懂得吸烟了。

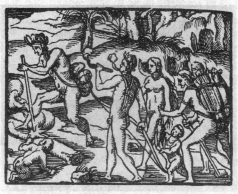

图11-1 公元432年所建玛雅神庙中的一块浮雕，中立者正在抽烟

烟草的传播和魅力

据史料记载，发现新大陆的哥伦布在其 1492 年 10 月 12 日写的日记里，记录了两名水手见到的情景：新大陆当地男女手里拿着火把和一种草叶在吸烟。10 月 25 日哥伦布接受了印第安人赠送的礼物，其中就有烟草。烟草自此被带入旧大陆，并逐渐种植和传播开来。

烟草传入中国的时间，普遍认为是在明朝万历年间（公元 1573—1620 年）。根据的是明朝张介宾《景岳全书》中的一段叙述："此物（烟草）自古未闻也。近自我明万历时始出于闽、广之间，自后吴、楚皆种植之矣。"张介宾称烟草是从吕宋（菲律宾）海路传进来的，但是一项新的考古研究证明，早在 1514 年前后的嘉靖、正德年间，烟草就已经由葡萄牙海盗传入了广西，并且在合浦一带广为种植。1980 年发掘出土了当年窑中烧制的瓷烟斗，也佐证了这一事实。

烟草是自古以来传播速度最快的作物，除了用来供人吸食，没有其他的用途。它如此令人神往，是因为燃烧的烟雾里除了芳香物质以外，还含有相当量的尼古丁。尼古丁是一种生物碱，吸进肺里以后只要 7~8 秒钟就可以到达大脑，使脑中的多巴胺增加，令人产生幸福和放松的感觉，多次吸食就很容易成瘾。

烟草的魅力到底是怎样的？不吸烟的人们能体会吗？张欣民在他的著作《烟殇》中这样写道：

烟，真是魅力无穷啊！饥寒、危险、身处困境中的人，吸烟能提高你的勇气；期盼、孤独、身处忧郁中的人，吸烟能镇定你的情绪；紧张、焦虑、身处躁动中的人，吸烟能放松你的神经；构思、探索、身处深沉中的人，吸烟能激发你的灵感；决策、进取、身处关键中的人，吸烟能增强你的胆识；悠闲、无聊、身处无所事事的人，吸烟能助你消磨时光。

烟啊，是一柄魔杖，它能赋给你无穷的想象和变幻出你所想要的一切。

用纯烟叶卷成实心的烟棍叫雪茄，从英文 Cigar 音译过来，而 Cigarettes 所表达的则是包括种种形式的烟——首先是香烟：把烟叶切成碎末，拌以香料、吸湿剂（防干脆）和氧化剂（防不吸时灭火），最后用一种纯植物纤维纸张裹起来制成的卷烟；其次是烟丝：拌有香料和吸湿剂的烟叶碎末，常用来填充烟斗；鼻烟：极微细的烟粉装在小瓶里，用鼻子嗅而不用点火燃烧。

全世界最负盛名的烟，是手工制作的古巴雪茄。

烟草已经形成了一种文化

几百年来吸烟渐渐形成了一种文化，上层的名人、雅士、政客、贵族所欣赏和推崇的是雪茄，尤其是古巴的手制雪茄。他们把雪茄神化了，他们被称为是"人生和雪茄一起燃烧的人"。

给我一支雪茄，除此之外，我别无他求。——拜伦

如果天堂里不能抽雪茄，那么我是不会去的。——马克·吐温

雪茄是我生命中的一部分。他是枪，是道德，某些时候能帮助我战胜自己。——切·格瓦拉

爱因斯坦是叼着雪茄写他的《相对论》的。马克思说："《资本论》的稿酬还不够偿付我写作时所吸雪茄的费用。"丘吉尔嘴上须臾不离雪茄，有人统计他一生吸的雪茄至少超过 3 吨重。雪茄不仅仅是名人雅士的偏爱，不少名媛仕女对它也情有独钟。围绕着烟草文化，还催生了许多和烟史、烟具有关的收藏以及艺术品的创作。

吸烟给人体带来的伤害

在烟草文化华丽潇洒的背后，带给人类的却是无穷的伤害。

人类在几百万年的进化过程中，与烟草发生交集的时间有限，烟草的广泛流传最多也不过短短 500 年左右，在进化的历史长河中固定下来的人类基因，无论如何也不可能接受和适应这个突然闯进来的异物，人类的健康因此而受到了极大的伤害。

烟草自然燃烧时冒出来的烟是淡蓝色的，这时烟的颗粒极细，是纳米级的，因此才能折射出波长短的蓝色光线。这种纳米级的烟尘非常容易渗入肺的深部。从口中吐出来的烟，颗粒聚合变粗了，所以这时候看起来是白色的。

烟叶燃烧后的产物很多：有尼古丁、苯丙芘、甲基肼、酚类、醛类、氮化物、烯烃以及微量的放射性元素等等，这些产物对交感神经、血管内膜、脑细胞都会产生很

大的伤害，一些物质还容易致癌；烟草不完全燃烧产生的一氧化碳，会减弱红细胞输送氧的能力，使人体产生"煤气中毒"。

尼古丁是吸烟者最大的向往和追求。烟吸进肺里以后，尼古丁很快就被肺泡吸收进入血液，7~8 秒钟就能到达大脑产生异样的兴奋。吸烟者要的就是这种感觉，可是这种兴奋只能维持 30~40 分钟，所以瘾君子为了保持兴奋状态就需要一支接着一支地抽。

纯的尼古丁是一种难闻、味苦、无色透明的油状液体，在水和有机溶剂中的溶解度都很大。它的挥发性强，可通过口鼻支气管黏膜被机体吸收，黏在皮肤表面的尼古丁也会被吸收入体内。当大量尼古丁进入人体后，会引起血管收缩、心跳加快、血压上升、呼吸变快、精神亢奋，尼古丁还能促进血小板凝集，造成心脏血管阻塞甚至猝死。尼古丁是一种很厉害的神经毒剂，资料显示，一支香烟所含的尼古丁可毒死一只小白鼠、一条蛇或其他的小动物。20 支香烟中的尼古丁足以毒死一头牛；人的致死量是 50～70 毫克，相当于 20～25 支香烟中的尼古丁含量。好在人平常抽烟时实际吸收的量，远达不到烟草中尼古丁的全部，这对吸烟者来说兴奋有余，但还不至于致命。不过血液里长期充盈着尼古丁，却可以加速心血管疾病的进程。

故意猛烈吸烟确有猝死的案例。2014 年 4 月 28 日的《东南早报》报道，到泉州务工的小林只有 20 多岁，一天他和朋友比赛抽烟，一开始两人还一根一根地抽，后来为了赢得比赛，他甚至一口叼着 5 根烟同时猛抽，不到半小时他一人就抽了 5 包烟。随后他出现呼吸急促、意识不清，送医后因心肌梗死不治身亡。

大量尼古丁会引起血管收缩、痉挛；烟叶燃烧不完全，吸进肺里的烟气中含有一氧化碳，而一氧化碳在血液里和红细胞结合就会破坏其输氧的能力，使人中毒。所以短时间内大量吸烟确实可能引起心肌梗死，甚至猝死，这正是小林死亡的原因。这也警告了瘾君子，大口连续不停地抽烟是很危险的。

尼古丁还是破坏维生素 D 的元凶。2012 年 7 月 20 日《美国呼吸道与危重护理医学》在线杂志，发表了波士顿哈佛医学院布里格姆妇科医院 Nancy E. Lange 博士及其合作者的研究成果，论文称，研究小组在 1984 年至 2003 年间，对 626 例健康成年白种男性志愿者每人至少抽取了 3 次血样，每次还包括同步呼吸量的测定。结果显示，维生素 D 缺乏与吸烟量的大小和烟龄的长短存在明显的关系。

吸烟者也很容易患上维生素 C 缺乏症。一支香烟足以破坏 25~100 毫克的维生素 C，科学研究发现，吸烟者比不吸烟者，血液中的维生素 C 少了 30%~50%，这是因为机体为对抗烟中的有害物质，消耗了更多的维生素 C。维生素 C 含量的减少，会导致人体内的垃圾——自由基大量堆积，加剧自由基对各种正常细胞的损害。

分析表明，点燃香烟时产生的焦油中含有上千种有机和无机的化学物质，其中许多成分是导致癌症的元凶。烟尘，则主要是燃烧不完全的炭粒子、灰分和一些重金属的氧化物，容易引起肺气肿和肺的纤维化。

现在的卷烟都有过滤嘴，据说能除去 80% 的焦油，但是 2004 年美国癌症协会曾经发布过一项针对烟草与健康风险的研究报告。研究者在 6 年的时间内跟踪观察了 95 万名 30~36 岁之间的吸烟者，根据吸烟者烟中焦油的含量分为 3 组，结果发现无论是极低焦油、低焦油还是中等焦油含量的各组吸烟者中，爆发肺癌的比例并没有多大差别。结论说，低焦油卷烟并不会降低对人体健康的伤害。

实际上过滤嘴也只能挡住大分子的焦油，焦油燃烧以后产生的分子量比较小的大多数芳烃、亚硝胺和苯并芘，过滤嘴都挡不住。这些产物连同烟尘和尼古丁，最后都还是一起被吸进了抽烟者肺的深处。据说还有一种过滤嘴能滤掉绝大部分的尼古丁，即便果真能这样，对吸烟者健康又会有什么意义呢？因为他们追求的就是尼古丁的刺激，刺激不足，只会促使他们吸更多的香烟。

部分吸进肺里的烟尘和焦油会在肺泡里沉积下来，由于不断地抽烟，炭粒和焦油不可能及时地靠咳嗽吐痰排泄出去，时间长了就会逐渐形成一片片黑色炭的斑块，这使得肺泡吸收氧气排出二氧化碳的能力降低，导致咳嗽、多痰和肺气肿。2016 年 3 月，韩国医生用内窥镜对不同烟龄者的肺进行观察并用视频进行了演示。视频表明，二三十年烟龄吸烟者的肺上，断续分布着大片的黑斑。至于那些吸烟超过 40 年的吸烟者的肺，则已经彻底"炭化"成了"黑肺"，肺的功能大大减退并且萎缩，与此同时还会发生心脏疾病和心包的扩大。

烟尘中常含有微量放射性同位素钋 210 的氧化物，这是一种极毒的物质。2006 年 11 月 23 日俄罗斯叛逃特工利特维年科在伦敦被人毒死，用的毒物就是钋210。即便是极微量的钋210，也会严重致癌。烟草类植物有从土壤中吸收和富集钋210的特殊能力。2008年9月美国《公共卫生》杂志登载了明尼苏达州梅奥医学中心研究员莫妮克·玛格丽牵头撰写的一份报告，标题是"烟草公司隐瞒香烟含钋的真相"。她透露，世界上最大的几家烟草公司知道钋210的危害，因此一直在进行从烟草中滤除这一放射性元素的研究，但均未获得成功。一直以来，他们对公众隐瞒了曾经进行过的这项不成功研究。报告还说，美国每年新增肺癌病例中有1%是由放射性钋210引起的。

吸烟者点燃一支雪茄，如果不随时抽吸，雪茄就会熄灭。但是点燃的香烟放在烟碟里不抽，香烟并不会熄灭，最后会自己燃尽。为什么？因为生产商在香烟的烟末里均匀地掺进了硝酸钾，这是一种强氧化剂，是烟火、鞭炮火药里常用的一种重要成分，它给香烟燃烧提供氧气，即便吸烟者长时间内不吸，香烟也不会熄灭。硝酸钾助燃后会被烟丝还原产生亚硝酸盐和氮的低价氧化物，这些都是致癌的物质。

美国癌症学会和世界肺脏基金会2012年联合出版的第4版《烟草地图》指出，过去10年中烟草已导致5000万人丧生，每年约有60万不吸烟者因为二手烟的影响而死亡，其中75%是妇女和儿童。

吸烟与癌症以及肺心病的发生有着重大的联系。据世界卫生组织（WHO）调查，在工业化国家中，患癌症死亡者，吸烟的占90%；死于支气管炎者，吸烟的占75%。吸烟者患肺癌的概率，男人为17%，女人为12%；不吸烟者患肺癌的概率，男人只有 1.3%，女人为 1.4%。每天一包烟的烟民患肺癌的危险 10 倍于不抽烟的人群；一天抽 2 包烟的人，患肺癌的危险要大过不抽烟者 25 倍。抽烟愈多，烟龄愈长，患癌危险愈大。同时进行激素治疗而又抽烟的妇女，患肺癌的概率更大。

世界疾病防治中心（CDC）近年来连续发表多篇研究报告指出，不吸烟者患肺癌，很大程度上是由于被动吸烟所致。其中 2005 年发表在美国《烟草控制》杂志第 14 期的一篇研究报告还指出，对于被动吸烟者而言，香烟燃烧直接冒出的烟比吸烟者吸进又吐出来的二手烟具有更大的致癌性。

一些年轻人之所以开始抽烟，是认为抽烟会使自己显得更有男人气概，可是瑞典乌普萨拉大学的两位研究者2014 年 12 月初曾公开了他们的一份研究报告：吸烟的男子随年龄的增加，会更容易丧失他们的 Y 染色体，也就是说抽烟会使他们更快丧失男人味。研究者以 48~93 岁间的三批男子作为样本进行跟踪，结果发现，吸烟者 Y染色体丧失的速度超过不吸烟者的 2~4 倍，而正是 Y 染色体支撑着男性的"雄风"。

戒烟问题

无论从哪方面说，我们都不应该沉迷于吸烟，人类应该从青年时代就远离烟草，因为一旦抽烟上了瘾，要戒掉并不容易。因为生活、工作的压力和周边的诱惑无处不在，很容易让戒烟者复吸而前功尽弃。马克·吐温就曾调侃自己道："戒烟太容易了，我这辈子都戒过十几次了。"

目前市场上，助人戒烟的工具、透皮贴片、宣传品等等琳琅满目。针对那些意志薄弱的戒烟者，一些国际大型制药公司生产的戒烟药物也纷纷上市。这些药的戒烟效果良好，但有些药物的副作用也相当严重，比如会让戒烟者产生情绪烦躁、抑郁、敌意、行为冲动，甚至有多例自杀的报告，还有的药物对心脑血管和神经系统有明显的毒副作用。

有一种戒烟产品被称为"电子香烟"。有的电子香烟外形犹如正式的香烟，也有的就像一支钢笔。其内部是一套电子线路组成的复杂结构，在抽吸时将微型储罐里尼古丁的丙二醇溶液喷发出来成为雾供吸烟者吸食，不需点火也没有冒烟。生产商表示，吸食电子香烟完全无害，能够帮助瘾君子减少和戒除烟瘾以及消除普通香烟燃烧时的烟尘和吞云吐雾带来的二手烟。但是对这个非香烟、非食品、非医药的产品，世界各国都还没有制定出监督和管理的办法。电子香烟对人体健康的影响究竟如何，正成为各国研究的课题。

2014年11月27日，日本国立保健医疗科学院的杠田直木和他的研究小组向日本厚生省提交了一份报告，报告说，他们用一个能吸入15口烟量的仪器分析了几款电子香烟的过滤嘴，发现其中甲醛的含量竟然超过普通香烟过滤嘴中的10倍之多。美国州立波特兰大学的研究人员也于2015年1月21日公布了一份研究报告，报告说，当电子香烟里的加热器过热时，丙二醇和甘油的蒸气分解氧化生成甲醛的量，要比普通香烟吸食燃烧时产生的量高得多。此前的临床研究曾表明，长期每天吸入 14 毫克以上的甲醛，会使吸烟者患肺癌的风险提高 5~15 倍。世界卫生组织已经提出，应该禁止向未成年人出售电子香烟，还建议室内也禁止吸食这种电子香烟。

不管用哪种方法戒烟，说到底，戒烟能否成功还是取决于个人的意志。不过有意思的是，烟瘾很大的人，在感冒发烧时却会厌恶吸烟，可是当他行将痊愈的时候，烟瘾立即就恢复了，而且想吸更多的烟。另外，当瘾君子患中风或脑部严重受损的时候，也会突然对吸烟再无兴趣，其中多数患者从此戒除了多年的烟瘾，永不再吸。科学家由此发现，脑内一种结构对吸烟成瘾有重要的作用。美国南加州大学的安托万·贝沙拉教授 2007 年 1 月在世界顶级杂志《自然》周刊发表了大脑中的"脑岛"和烟瘾关系的研究论文。文中指出：脑岛如果受损，会立即"关掉烟瘾的开关"。

所有这些"拒烟"行为都同时伴随有巨大的代价，病态的拒烟算不得是戒烟。

那么，戒烟以后是否会减少由于吸烟所引起的各种疾病的发病率呢？

答案是肯定的。2007 年 11 月 1 日《参考消息·北京参考》刊登了一篇题为"戒烟及早，生命美好"的文章。该文引述了北京朝阳医院院长、世界卫生组织烟草和健康合作中心主任王辰教授的一席话："戒烟会立刻得到好处，长远就更有好处。戒烟三个月后，肺功能改善 30%，1 年后冠状动脉硬化危险性降低至吸烟时的一半，戒烟 5 年后脑卒中的危险降到不吸烟的水平，戒烟 10 年以上患慢性支气管炎、肺气肿的风险和死于这种病的概率会降低75%，戒烟10~15年后患癌症的风险可降到与不吸烟者一样。"

可具有讽刺意味的是，即便所有吸烟者都认识到吸烟有害健康，但是真正戒烟成功的人竟然不如新增的吸烟者多。2016年1月26日公布的《2015中国控烟观察——民间视角》说，5年来中国新增烟民1 500万，总数达到3.16亿人，而戒烟成功者不到1 330万。

戒烟的阴影

不过，对决心戒烟的人除加以鼓励之外，还必须给予提醒：戒烟以后千万要注意补充维生素D、钙，增加日照和运动锻炼。美国卫生及公共服务部在其1990年9月公布的《戒烟对健康的益处：外科综述报告》中曾指出，停止吸烟以后肺泡里沉积的炭粒异物受到咳嗽的震动，会逐渐脱下并随着咳嗽的痰液排出。但是另外一项研究报告也指出，炭颗粒脱出的同时，在肺的深处会留下微细的缺痕，造成细胞的伤害。如果身体并不缺乏维生素D和钙，那么这些微细的缺痕就会随时钙化修补而不复存在。烟龄不长、炭沉积还不是很严重就早早戒烟者，恢复的效果最为明显。但是对于那些有数十年烟龄的吸烟者，因为长期吸入尼古丁，身体本来就严重缺乏维生素D，戒烟以后若未加注意补充，未能及时让肺的结构得以调整和恢复，那么日积月累，炭粒脱落的地方就会形成伤口空洞，造成大面积的细胞伤害。所以，要认真对待自己吸烟的问题，也要认真对待自己戒烟的问题!

烟草的弦外之音

烟草工业有着惊人的利润,世界上最大的 6 家烟草企业 2010 年赚了 351 亿美元的利润,相当于可口可乐、微软和麦当劳当年利润的总和。与烟草公司坚决站在对立面的卫生环保部门,则大力宣传吸烟的害处,劝人们不要吸烟,劝吸烟者戒烟。为此执法部门划定禁区,对在禁区内吸烟者处以重罚,规定烟盒上必须鲜明地印上"吸烟有害健康"的标识。欧盟控烟委员会 2012 年 12 月 19 日更提出方案,建议关于吸烟危害的文字和图像必须覆盖包装盒 75%的面积,几乎是目前要求 40%覆盖面积的两倍。

虽然如此,但世界上却没有一个国家立法取缔烟草工业,历史上除了中国明代的万历皇帝曾对吸烟者判以斩首重刑以外,从来就没有一个国家像禁毒那样禁售香烟。

为了缓和大众对烟草商不顾人民健康、赚取高额利润的愤怒,一些国家也会迫使烟草商作出让步,拿出一些钱对吸烟造成的损失进行赔偿。美国最大的烟草商,万宝路、维珍和百乐门等名牌烟的生产者菲利普·莫里斯公司,为了 1998 年达成的"大和解"协议,从 1997 年开始陆续支付了 620 多亿美元;美国第二大烟草商,骆驼、波迈等名牌烟的生产者雷诺兹公司,则支付了 300 多亿美元;第三大烟草商,纽宝、翼虎香烟的生产商洛里拉德公司,也支付了约 150 亿美元。以上款项被用于赔偿各州与吸烟相关的公共卫生方面的损失。但这些看似巨大的赔偿款项,和烟草公司相应时期内的利润相比只不过是九牛之一毛。

2013 年中国烟草总公司属下的 100 多家烟厂，共生产了 2.5 万亿支香烟。据一家英国信息咨询公司统计，中国香烟的产量占全世界产量的 43%。中国的烟民超过 3 亿人，每年有 100 多万人死于吸烟引发的各类疾病。

结　语

烟草，这个人类进化历程中的闯入者，给人类造就了一种文化，也让人类陷入了一种尴尬。这个对人类造成无穷伤害而又受到挚爱的魔，恐怕要在人类繁衍的过程中永远相随相伴下去了。既然这样，我们也只能对吸烟者、戒烟者和被动吸烟者都说一声：能远离就远离吧！

第十二章　老酒有保质期吗？

　　市面上无论是食品还是饮料都有保质期，少则两三天，多则数月，再长也不过数年。过期了，即便没有明显的衰败，也是不能再食用或饮用的了，因为谁也不能保证里面霉菌或其他细菌不超标。唯独老酒是个例外，一般没有保质期，保存的时间越长，酒味越"醇"。这个"醇"非一般凡夫俗子所能体味，即便是酒的老饕和资深的品酒师，恐怕也难完全说得清楚。2012 年报载：一瓶 53 度、保存了 80 年的陈酿茅台标价高达 268 888 元，一瓶 50 度、保存了 50 年的陈酿五粮液也卖到 23 800 元。更不可思议的是，在 2012 年 12 月 2 日北京的一次拍卖会上，一瓶 1952 年的泸州老窖竟拍出了 1 035 万元的高价。这些酒的身价能否值这许多，究竟谁人敢买，又有谁敢拿来痛饮，都属题外话，此处不予评说。但看得出来，这些高质量的白酒，还真是越陈越值钱。

　　中国人把所有含酒精的饮料都带上词尾——"酒"，因而有啤酒、葡萄酒、黄酒、白酒等等之分，以至于还有甜酒、奶酒、米酒、果酒等等不一而足的名称。在西方，啤酒叫 Beer，一种法国香槟地区产的带气葡萄酒叫 Champagne（香槟），低度酒通称 Wine，白酒则叫 Liqueur，烈性酒叫 Spirit，并没有一个共同为"酒"的字尾将它们串联到一起。而我们在此谈论的老酒，只是对保存良好的白酒和一些名酒庄出产的葡萄酒而言。

葡萄酒需要瓶口密封，在恒温的地窖中保存，容器和瓶塞都很讲究，必须用带釉的瓷瓶、瓷罐或者玻璃瓶盛酒，用软木的瓶塞封装，不能有空气渗入。近些年来西方在打捞海底沉船时屡屡发现有沉睡海底一二百年依然保存完好、用玻璃瓶盛装的葡萄酒。海底低温、恒温、密封、高压、阴暗，是保存酒类的理想地点。于是海底打捞出的香槟成了稀世珍品，一瓶从波罗的海沉船里打捞出来的200 年前的香槟，2012 年 6 月曾拍卖出 3 万欧元的高价。陶瓶、素烧瓷瓶和橡木桶都会渗入空气，不宜用于长期储存。用这些容器盛的酒，随着保存时间的延长，酒的味道会变辣、变酸。生啤酒由于酒精度低，所以是有保质期的，一般也就 3 个月，灭菌的啤酒也只能延长到 6 个月。

果酒、葡萄酒和"香槟"

自然界一切含有糖分的水果、甘蔗、鲜秸秆、兽乳等的液汁受到酵母菌的作用，都会自然发酵而生成酒，历史上出现最早的酒是果酒。

美国宾夕法尼亚大学考古与人类学博物馆的帕特里克·麦戈文小组，在 2009 年 4 月美国《国家科学院学报》上发表了一篇报告：他们对距今约 5 500 年的埃及的一块陶器片进行的化学分析表明，这只陶罐就是用来盛葡萄酒的。至于描述果酒的文字记录则要晚得多，中国宋代周密所著《癸辛杂识》里记述了山梨久储成酒的现象。元好问的《蒲桃酒赋》序里，也记载了山西安邑等地自然发酵而成的葡萄酒。当今水果自然发酵成酒的趣事仍屡有所闻，俄罗斯《晨报》2012年11月21日报道，圣彼得堡入冬迎来难得的暖湿天气，遍布城区的花楸树果实因反常气候而发酵生酒，大批飞鸟食后酩酊大醉，晕头转向，横冲直撞，屡屡肇事，市民不堪其扰。

　　酿造葡萄酒的过程其实很简单，只要将挤出的葡萄汁装在瓶里，视气温的高低静置一二十天，经过天然附着的酵母发酵，葡萄酒也就自然制成了。如果这时往瓶里再另加些蔗糖和酵母，封紧瓶盖，瓶里的酒液就会二次发酵，产生大量的二氧化碳并被压缩在瓶里，这样就制成了"香槟"，打开瓶盖葡萄酒就会冒泡喷涌而出。其实，"香槟"这一标签只能为产自法国巴黎北部香槟地区的葡萄酒所专用，在欧盟和许多国家，"香槟"一词受到1891年签订的《马德里协定》的保护，不可以擅用。中国国家质量监督检验检疫总局也于2013年批准在中国对"香槟"实施地理标志产品保护。根据规定，只有在法国香槟地区选用指定的葡萄品种，根据指定的生产流程所酿造的起泡葡萄酒，才可以标注为"香槟"。但是多年来香槟一词已经被世界各国的酒民叫滥了，所有的起泡葡萄酒都被泛称为香槟了。我们常常可以见到自行车、跑车乃至球赛等等体育赛事的胜利者摇晃着大酒瓶，喷洒香槟庆祝胜利的场面。

　　名酒庄在酿造葡萄酒时，对水质、葡萄原料、配料和酿造工艺甚至装酒的橡木桶都十分讲究，酿造后陈化的时间也很长，往往长达 1~2 年。

粮食酿造的原汁酒

用谷类的淀粉并不能直接发酵酿酒，必须先经过糖化以后，再经过酵母菌的作用才能将糖分转化成酒。不过自然界里种子类谷物，包括大麦、稻谷、玉米、高粱等发芽的时候都会自然产生淀粉酶，这种酶能使谷物的淀粉转化为麦芽糖，这时再加上酵母就会将糖分发酵，产生酒精。啤酒就是用大麦芽加酒花发酵而酿成的。

中高度酒的酿造可以不先将谷物发芽，而用酒曲直接将谷物的淀粉发酵成酒。酒曲不是简单的酵母，其中既有起糖化作用的淀粉酶，又有起酒化作用的酵母菌，所以制酒曲是一项非常关键的技术。谷物经过蒸煮和用酒曲发酵以后，再将其中的液汁压榨过滤出来，就是原汁酒了。中国的黄酒以及古诗里所称的"白酒"，都属于这种酒，酒精含量不超过 20 度。中国历史上文学作品中描述的"对酒当歌""千杯万盏""大碗喝酒"等情节，其实喝的都是这种酒。古籍记载，这种酒曲酿酒技术在距今 3 500 年的中国商代就已经有了。1977 年，河北省石家庄市平山县发掘战国时中山王墓地，出土了两个青铜壶，里面分别盛着翠绿和深绿色的液体，经鉴定是属于一种奶汁或谷物酿造的原汁酒。酒呈绿色显然是溶进了铜的离子。这是世界上迄今现存的最古老的酒，距今已有 2 200 余年之久。

古代欧洲只会酿造果酒和用大麦芽酿造啤酒，直到19 世纪中叶才学会用酒曲酿造中高度酒。

世界上所有的烈性酒都是"二锅头"酒

在蒸馏技术发明以后，才真正有可能酿造出烈性的白酒。所谓蒸馏技术，就是在密闭的蒸馏锅里加热蒸发原汁酒，将出口接到冷凝管里分别截取蒸锅不同温度下的馏出液。原汁酒中的主成分是水和乙醇（酒精），还有少量甲醇和其他多种类的杂醇和酯。现在不妨来解析一下蒸馏的过程，它分为三个阶段：78℃以前收集的馏液为头锅酒，78~100℃之间收集的馏液为二锅酒，100℃以后收集的为三锅酒。

为什么根据这样的温度来划分呢？因为78℃是个关键的温度，是95%的酒精的恒沸点，也就是说，在这个温度下蒸出来的馏液是95%的酒精，并不会得到100%的纯酒精。甲醇的沸点则较低，只有65℃，所以在78℃以前收集的头锅酒里会含有较多的甲醇，酒中若含较高浓度的甲醇可以致人中毒，双目失明甚至死亡；酒里哪怕只含有极少量的甲醇，喝了也会让人头疼恶心，因此头锅酒是不能喝的。但是工业酒精蒸馏时头锅、二锅不分，所以工业酒精里普遍含有甲醇，常又称为变性酒精。私酒作坊蒸馏技术粗糙也常常甲醇分离不净，甲醇中毒致死的事件并不鲜见。2013年3月11日外电报道，利比亚的黎波里378人喝了私酿酒，其中51人死于甲醇中毒；2015年9月28日德新社报道，当天印度西孟加拉邦假酒事件致10人甲醇中毒死亡，30人住院；当年6月在印度孟买，又有100多人因饮用假酒致甲醇中毒死亡。

100℃是另一个关键的温度，它是水的沸点，也就是蒸到这个温度以后收集的"三锅酒"就是水了，基本没有乙醇了。所以，在这个意义上来说，蒸馏的烈性白酒都是取的二锅酒。

二锅酒也有浓淡之分。78℃开始蒸出来的酒其中酒精浓度最高，是含水5%的酒精，很少有人敢喝这样的酒。随着蒸馏过程的进行，温度渐渐升高，馏出来的酒里水含量越来越多，酒精的含量越来越少。因此，常常以95℃作为一个界限，将二锅酒分为头、尾两部分，95℃之前收集的馏液就是二锅头酒，酒精的浓度较高。北京特产"二锅头酒"真正的含义也就在于此。

从这个意义上来说，所有的烈性白酒，包括中国的白酒、苏格兰的威士忌、法国的白兰地、俄罗斯的伏特加、古巴的朗姆酒、墨西哥的龙舌兰酒以及荷兰的杜松子酒等，统统都是二锅头酒，只是酿酒的原料有所不同，风味因而有别。至于二锅头酒有不同的度数，那是掺水调节的结果。

酒中的酒精（乙醇）氧化会产生乙醛。当蒸馏时有空气混入，或者密封保存不好的白酒，喝起来会感到辛辣和"上头"，就是因为里面含有少量乙醛的缘故。但是密封陈放以后，少量的乙醛会进一步氧化成乙酸（醋酸），继而和乙醇反应转变为有香味的酯类，酒的质量和味道就会大不一样了，所以陈年老酒好喝价更高。

刚蒸馏出来的白酒，主要成分当然是水和乙醇，但还有微量的多种酸、杂醇和醛类；多年储存的陈年老酿，里面会氧化出来各种微量不同分子量的酸，再和乙醇反应会生成品种复杂的酯。各种酯都有自己的特殊香味，是调香的原料，比如己酸乙酯有苹果香味、乙酸戊酯有香蕉香味等等，这就是不同的陈年老酒细品起来有不同果香的原因。五粮液、泸州老窖等浓香型的白酒常勾兑以丁酸乙酯和己酸乙酯，牛栏山二锅头、汾酒等清香型的白酒则勾兑以不同比例的乙酸乙酯和乳酸乙酯，等等。此外，乙缩醛和己酸等，也都是常用的调香添酸的原料。为了打造特殊的品味，经常还要进行不同香味复杂原料的反复勾兑。

凡是含有淀粉或糖类的物质都可用来作为酿酒的原料，但不同原料和工艺酿造出来的酒会有不同的风味。像金门高粱酒用的是高粱，五粮液和洋河大曲用的是高粱、大米、小麦、玉米、糯米五种原料，茅台和山西汾酒用的是高粱，苏北窑湾的绿豆烧酒除了用粮食以外还有一味原料是绿豆，如此等等。但要成为品质风味固定的品牌酒，除了有固定工艺的酒坊生产原酒以外，还要靠经验超群的天才勾兑师用不同种类的香精、糖、水甚至另外的陈年老酒来反复勾兑。

酒文化

古代中国的文人骚士把酒看成是"琼浆""玉液""甘露"，无论是游山玩水、吟诗作赋、评论时局还是纾解情怀都有美酒相伴，因而形成了中国浓厚的酒文化。从东晋的隐逸诗人陶渊明到唐朝的诗仙李白、诗圣杜甫，都留下许多描述饮酒作乐或借酒消愁的名句。他们饮的都是一些什么酒呢？

不管诗文里叫黄酒还是白酒，其实都是酒精度不高的原汁酒。根据 1975 年河北承德市青龙县出土的金代铜质蒸馏器考证，中国古代用蒸馏方法制造烈性酒技术的出现，只略早于北宋，也就是公元 9—10 世纪。在此之前，根本就没有烈性酒，不然照"百年三万六千日，一日须倾三百杯"（《襄阳歌》，李白，公元 701—762 年），"数茎白发那抛得，百罚深杯亦不辞"（《乐游园歌》，杜甫，公元 712—770 年）这样饮下来，一天的量就足以让诗仙、诗圣酒精中毒毙命了。

可是北宋安徽滁州的太守欧阳修（公元 1007—1072 年）喝的酒就不一样了。在他脍炙人口的《醉翁亭记》里有这样一句："太守与客来饮于此，饮少辄醉……"，他笔下喝酒的气派和他身前 200 年唐朝的李白、杜甫相比，已经不可同日而语了。欧阳修嗜酒，自号"醉翁"，他并不是没有酒量，完全不至于"饮少辄醉"，显然他喝的酒不再是温和的中低度酒，而已经是蒸馏酿出来的烈性白酒了。演绎北宋末年梁山好汉故事的名著《水浒传》中也有这样的描述：景阳冈有虎，冈前小酒店挂着"三碗不过冈"的警示牌。这似乎也清楚说明，当时酒的烈度已非昔日原汁酒所能比拟的了。这些故事都从侧面印证了考古的结论，蒸馏烈性酒出现的年代确在北宋之初或稍早的公元 9—10 世纪。

酒精对人体的危害

酒，被古今中外的文人墨客视为优美精灵的化身，但是酒中的酒精却会给人体带来极大的伤害。古人对酒危害的认识多从乱性引祸出发而劝人勿饮，如佛经《金刚顶续》中有云："酒乃诸祸根，是故当断除。"也有古人认识到了酒精对人体健康的伤害，如战国时的名医扁鹊就说过："久饮酒者，溃髓蒸筋，伤神损寿。"元代的忽思慧在他所著的《饮膳正要》里也说："饮酒过多，丧身之源。"

在所有的饮料中，酒精的成分是最快被吸收的，从吞咽到胃、经过食道就有 20%~25% 的酒精被吸收了，剩余的部分在小肠上段就会完全被吸收进入血液。很多饮酒者用不了 5~10 分钟，就会感到浑身发热，心跳加快，面泛红晕，30~40 分钟就会出现神经系统的兴奋或恍惚。含酒精的血液流经肝脏时，会被一种叫乙醇脱氢酶的化合物氧化成乙醛，继而被另一种乙醛脱氢酶氧化为二氧化碳和水排泄掉。人各有异，有的人酒量大，是因为体内含这两种酶多，能够很快地分解酒精而较少影响中枢神经；含这两种酶少，特别是含乙醛脱氢酶少的人就易醉。但是酒量小的人，经过持久逐渐增加饮酒量的锻炼，会相应提高两种酶的分泌，从而使酒量变得越来越大。

为什么喝酒会上瘾？这是因为酒精有亲神经的特性，多次作用于脑内的几个核团，人体就会逐渐形成对酒精的依赖，这时脑内的多巴胺会让饮酒者产生一种特别愉悦的感觉。随着依赖性的增强，离开酒精人就会产生一种难受的戒断综合征，表现出烦躁、坐立不安和焦虑，严重时还会伴有不同程度的手抖、舌颤和出虚汗。只要再度饮酒，戒断综合征的难受感觉就会立即消失，心情也会变得愉悦起来。这种反复的结果是，对酒精的耐受性越来越大，饮酒越来越多，酒瘾也越来越大，终致不可自拔，每饮必醉，一醉方休，成为酗酒的酒鬼。

事实上酒对身体而言全无营养价值。酒精代谢时约10%经由尿、汗和呼吸排出体外，所以饮酒者常常浑身酒气。进入体内的酒精，90%以上都是在肝脏中首先代谢为乙醛，乙醛对肝脏的损害特别大，并且这种伤害是积累性的。酒精在肝脏代谢过程中会导致肝细胞膨胀、变性、坏死，长期作用容易产生酒精性肝硬化。酒精也会引起脂肪代谢障碍，诱发和加重心脑血管疾病。饮酒还会使泌尿系统排泄尿酸的能力下降，引发痛风。酒精对神经细胞的伤害最为严重，人体的神经细胞大体是个定数，喝酒每喝醉一次，都要牺牲一批神经细胞，难以再生补充。

英国《每日电讯报》2010年4月21日报道了美国癌症学会当年4月年会的一篇报告，作者意大利米兰大学首席研究员安德烈斯·巴卡雷利说，他们经研究发现，饮酒加速了DNA端粒长度的缩短，从而加快了人的衰老，提高了人罹患癌症的风险。一项涉及250名条件相同的志愿者参加的临床试验表明，每天饮酒人群的DNA端粒长度只及不饮酒者的一半。

"适量饮酒有益健康"的习惯说法近年来也逐渐受到质疑。2012年10月25日，英国《每日邮报》网站报道了美国拉特洛斯大学神经科学和细胞生物学家梅甘·安德森博士的一份研究报告:每天仅仅饮用两杯葡萄酒就会使大脑出现伤害。她指出,血液中酒精浓度达到 0.08%时(这并不算高,是美国法律对驾车人血液中酒精允许的界限),就已经干扰了脑细胞的生成,此时脑细胞的生长率会减少近 40%。随着饮酒时间的积累,脑细胞生长数量大幅度减少,会对成年人的大脑产生深远的不良影响。

2014 年 7 月 9 日《英国医学杂志》发表了伦敦大学卫生与热带医学院流行病教授胡安·卡萨斯的一篇文章。他的小组在考察了 26 万余名欧洲人的饮酒习惯和健康状况以后总结指出,人们多年来一直认为少量饮酒有益健康,但这一看法现在看来是有失偏颇的。统计表明,在大量、适量或少量饮酒的人群中,饮酒量和心血管健康之间存在着明显的联系。即便是那些少量饮酒的人群,进一步减少饮酒量或不再饮酒,其心血管的健康都表现出明显的改善。

解酒与戒酒

为了多饮酒而不醉,酒的瘾君子们也纷纷自欺欺人,创造出不少"配餐良方",医药界也有人推出了静脉注射消除宿醉的疗法。一位美国医生发明了一种宿醉预防药贴,2012 年在美国推出并且在英国上市,据说只要贴在身上就可以豪饮而不醉。2013 年 2 月 17 日英国《每日邮报》网站报道:加利福尼亚大学洛杉矶分校化学和生物工程的科学家们,正在研究新的解酒药,让你醉酒时服用一片，数秒钟就能清醒。但是，到底有没有能让人畅饮不醉又不伤身的药物呢？2008年12月《英国医学杂志》发表了美国印第安纳大学医学院雷切尔·弗里曼博士对解酒方法多年的研究结果。他说，一切流传的解酒方法，包括医药上的，以及民间服用阿司匹林、吃香蕉、多吃食物多喝水等等方法在内，起到的都只是心理作用，这种"解酒"的假象严重蒙蔽了酒精对人体伤害的认知。纽约大学医学院的马克·西格尔也说，有些人常常服用阿司匹林或扑热息痛（对乙酰氨基酚）等退热药来缓解酒后带来的头疼，这是尤其危险的，常常会导致严重的肝病和胃病。

中国的酒文化深沉悠远，近年来随着经济发展、人们收入增加，一些人更加走火入魔，动辄滥饮。早在2006年，世界卫生组织就将中国列为世界上酒精的"重灾区"，由酒精引起的死亡和各种疾病的发病率均高于吸烟。根据世界卫生组织的数据统计，有60种疾病是饮酒造成的。中国每年死于酒精中毒的人数超过11万，因饮酒致残人数超过273万。

酒，已经成为中国人交往不可或缺的尤物，"无酒不成席"已成惯例。婚丧喜庆、内聚外访时无不频频举杯，各种酒的节日更是年年举行。中国是饮酒大国，酒的消耗量已经远远超过爱酗酒的俄罗斯，据1989年统计，中国饮酒者超过5亿人，其中四成人每天饮酒1次以上。中国每年消耗的酒量超过1 300万吨，其中烈性白酒超过400万吨。生产各种酒的酒厂更是争奇斗艳大量兴起，据统计20多年前全国就有酒厂3万多家，如今酒产业仍方兴未艾，报章、电视上明星代言各种酒的广告更是随时映入人们眼帘。

酒的长盛不衰和禁酒

　　酿酒业的利税惊人，在中国是仅次于烟草的高利税行业。据 2006 年中国酿酒工业协会在北京举办的三届三次理事会（扩大）会议的报告透露，酿酒业的利税总额在当年就已经达到了 500 亿元，上缴税金 317 亿元。五粮液集团自己公布的销售收入显示，2007 年为 253 亿元，之后每年以平均递增 20% 的速度增长，到 2011 年已经超过 487 亿元。郎酒在央视《2012：我们的品牌》专题节目里也透露，2011 年销售额突破 100 亿元大关。这些数字都从侧面说明，酿酒业在中国长盛不衰是因为它有广阔的市场。

　　世界对于控酒和禁酒的呼声日见提高。法国政府 1991 年通过了限酒的法律，规定不得在电视和电影上登出任何酒类广告，纸质媒体上的广告也受到严格的控制，任何酒类广告都必须打上"过度饮酒有害健康"的标识。20 世纪末，德国推出了禁止在电视和广播中做烈性酒广告的法律。加拿大的法律规定，烈性酒的酒精度不得超过 40 度；卖酒给低于 21 岁的青年是非法的，犯法的商家将被处以 1 000 加元的罚款，或处两年以下徒刑，营业执照也可能被吊销。

　　1920 年 1 月 17 日，美国宪法第 18 号修正案的禁酒法案正式生效，然而此后却引发了私酒的兴盛，黑帮猖獗，血案累累，美国影片《无法无天》就描述了当时一个私酒业主和黑帮间血腥斗争的真实故事。到了 1933 年 12 月，美国联邦政府终于被迫取消了已推行 13 年的禁酒令，不过昔日的禁酒令在今日的美国仍保留着正面的影响，电视台、报刊上都没有卖酒的广告。

结　语

中国受悠远酒文化的影响，控酒、禁酒任重而道远。看来控酒、禁酒比控烟、禁烟更加遥不可及。只是希望有朝一日，酒瓶上能和香烟盒一样大面积标注"过度饮酒有害健康"的字样，人们不再从电视、报章上时刻看到形形色色的酒广告，也就善莫大焉了。

第十三章 维生素 C 与鲍林效应

15—19 世纪，在远洋航行的水手中普遍流行一种致死的坏血病。战争时期在陆军士兵中以及被围困的城市、监狱和劳工营中，也普遍流行这种坏血病。19 世纪 80 年代，美国加州的淘金工人和 20 世纪初阿拉斯加的淘金工人中，都有大批坏血病死亡病例。当时认为这是一种不治之症，死亡率很高。后来知道，新鲜的水果和蔬菜能够防止这种疾病的发生。但是一直到 1911 年，医学界才确定这种病是缺乏维生素 C 引起的。

人体必须有一定量的维生素 C，才能维持新陈代谢的运转。和多数动物不同，人类及其近亲——灵长类动物的机体本身并不能制造维生素 C，而只能从食物中摄取。维生素 C 广泛存在于绿色的嫩叶和鲜果之中，进化过程中的人类不断地取食嫩叶鲜果的同时，也就获得了充足的维生素 C。也许就因为这样，使得人类在数百万年进化过程中丢失了自身制造维生素 C 的能力。

人体每天需要多少维生素C?

为了维持机体的运转，人类必须每天摄取大量的能量之源——碳水化合物，可是吃下嫩叶鲜果中所含维生素C的量有余，而碳水化合物（糖分）却并不充足，因此古人类要获得足够的能量，每天就必须不停地大量采食，随之而来的是不停地多次排便。那时的古人类，有点像今天的活化石大熊猫。我们可以看到由于竹类的低营养和低消化率，大熊猫只能不停地进食，一只成年大熊猫每天大约需要12.5千克的冷箭竹，进食时间超过13小时。相对应的是，它们排泄的次数也很惊人，一只大熊猫平均每天要排100团以上的粪便。

显然，古人类在进食的过程中也吸收了今天人类难以想象量的维生素C。如果按照古人类每天平均取食3~5千克嫩叶鲜果，其中维生素C平均含量万分之三来计算（其实这个比例是低估的，例如鲜枣和猕猴桃含维生素C高达万分之四十，一般水果都高于万分之四，绿叶菜蔬也超过万分之三），那么古人类每天摄取维生素C的量要超过1 000毫克。除去占每年1/3的寒冷季节较少摄取到维生素C，吸收进机体内的维生素C年平均也会不低于每天600 ~ 800毫克。这些是人类进化过程中已经适应并被遗传基因固定下来的量，是现代人类无法摆脱的。

自从大约一万年前人类开始进入初级文明的农耕社会以来，直到今天，人类已大大改变了生活习惯，食物以淀粉和肉类为主，富含维生素C的绿色植物减少了。相对于数百万年的进化历史，人类遗传基因的变化还不足以适应维生素 C 的缺乏。今天在现代人类中不断演绎着的各种各样的文明病，很可能和维生素 C 的缺乏有关。

现代人类之所以缺乏维生素 C，除了大量偏食肉类和淀粉以外，食用的蔬菜瓜果还由于烹调而使维生素 C 大部分受损。现代人类取食绿叶植物和鲜果的量，与进化中的古人类也无法相比。英国《独立报》2003 年 11 月 30 日报道：利物浦和欧美一些大学的科学家研究后认为，农业社会前旧石器时代人类的饮食结构是最佳的，因为人类的身体就是在这种饮食结构上进化的，现代饮食对人体的损害就像是把"柴油放进了汽油发动机"。现代人类虽然也提倡多生食蔬菜和水果，但是所食的量甚为有限。另外时过境迁，人类的胃肠几千年来变得越来越娇嫩，谁能受得了一天吃下 3~5 千克甚至更多的水果和生鲜蔬菜，而接着一天四五次甚至更多次地排便呢？现代人对细菌的抵抗能力，和古代人类相比也大大逊色。一场大肠杆菌的感染，让生食菠菜和莴苣的美国人 2006 年 9 月份惊慌失措了一个多月，疫情遍及美国 25 个州，数百人患病，2 人死亡。如果煮熟来吃，当然就没有问题了，但是因此又会损失大量的维生素 C。看来，在这种情况下补充一定量的维生素 C 片剂就显得很有必要。

维生素 C 又被称为抗坏血酸，是一种白色粉末状的结晶，有很强的酸味。它本身是还原剂，有较强的抗氧化能力。维生素 C 的化学结构已经完全清楚，市售的维生素 C 都是合成的，成本低廉，但作用和天然的相同。当今没有哪个厂家会真的从天然植物或果蔬中提取维生素

C，因为成本太高，性价比很低。

当然，人类进化中每天所食嫩叶鲜果中的维生素C，必然是和其他的营养物质相结合的，这种结合所产生的作用一定要比纯维生素C药片的作用丰富得多。这就好比食用柑橘，除了食入维生素C以外，还会食入膳食纤维、碳水化合物、抗氧化剂以及数不清的微量矿物质元素。它们在一起就如同是一支庞大的乐队，在共同演奏一首以维生素C为主调的健康协奏曲。今天我们提出服用维生素C片剂，那只是一种无奈的补充，不要企图完全用维生素C片剂来代替天然的蔬菜瓜果。

鲍林与维生素C

究竟每天需要补充多少维生素C才算合适？按照前面的推算可以看出，除了从食物中已经取得的部分维生素C以外，每天再补充300~500毫克应该说是必要的。但是，多少年来对是否还需要更大量补充维生素C存在极大的争议，其中宣称需要更大量服用维生素C的代表人物，就是美国著名的学者莱纳斯·鲍林教授（Linus Pauling，1901—1994）。他是一位结构化学家，曾经两次荣获诺贝尔奖。他第一次得奖在1954年，源于他对化学键的本质以及对蛋白质结构的研究。早在1939年鲍林就出版了《化学键的本质》一书，他的研究成果是对结构化学领域的巨大贡献。1962年，鲍林因为反对核试验活动而获得诺贝尔和平奖。

1961年鲍林出现在《时代周刊》年度风云人物专辑

封面上，被誉为有史以来最伟大的科学家之一。爱因斯坦曾高度评价鲍林说："此人是真正的天才！"

不知是什么原因使得晚年的鲍林对维生素 C 着了迷，并且认为人体需要更多的维生素 C。他在其名著《化学》一书里写到：多数动物的机体可以通过酶催化的氧化反应将葡萄糖转化为抗坏血酸（维生素 C），但是人类及其近亲灵长类动物在进化过程中却丧失了这种功能。各种动物合成抗坏血酸的能力和它们的体重成正比，大鼠、小鼠、猫、狗、山羊等动物的体重从几百克到 70 千克，每天能制造出的维生素 C 在 2~20 克之间。鲍林认为，这暗示着人类最适宜的需要量也应该在这个范围。

从 20 世纪 60 年代初开始，鲍林几乎停止了他的本行——结构化学方面的研究，转而和一些志同道合的医生从事维生素 C 对人体医疗作用的研究。1970 年鲍林出版了《维生素 C 和感冒》一书，提出服用大剂量的维生素 C 有预防和治疗感冒的效果。这本书一出版就在医学界引起了轩然大波，反对、讽刺、调侃的声音此起彼伏。尽管如此，鲍林的研究还是引起了学术界对应用超剂量维生素 C 的关注，并带动了世界各地大量的同类研究。鲍林的这本书当时畅销全美国，引起民众纷纷抢购维生素 C 片剂，造成美国市场维生素 C 一时供不应求。有意思的是，1970 年以后美国人心脏病死亡率显著下降，而同样是发达国家的西欧和日本，心脏病死亡率却仍和原来持平。许多人调侃，这很可能是"鲍林效应"使人们大量服用维生素 C，从而对预防心脏病产生了作用。

1979 年，卡梅隆医生和鲍林合作又出版了《癌症和维生素 C》一书，提出高剂量的维生素 C 可以帮助癌症患者恢复并能治疗一些癌症，这再度引起医学界激烈的反弹。美国国家卫生研究院（NIH）特别商请著名的梅奥医院的肿瘤科医生莫特尔做了两次双盲试验，结果报告称高剂量维生素 C 并不能治疗癌症。但是鲍林认为，莫特尔两次试验的过程存在着许多瑕疵，根本不足以否定维生素 C 的作用。事实上，莫特尔的报告并没有平息当时人们对维生素 C 能治疗癌症的热忱。

1994 年 9 月 22 日，英国《自然》周刊在纪念鲍林的文章中写道：20 世纪 70 年代，鲍林的注意力转移到抗老化剂如维生素 E，尤其是维生素 C 方面的研究，他凭分析得出这样的结论，即如果人体补充这些维生素的话，身体会变得更健康。关于抗老化剂的一般作用和维生素特定作用的争论一直没有停止过，但许多分析结果都支持了鲍林的结论……

鲍林曾两次访华。1981 年夏，鲍林第二次访问中国，应北京大学校长周培源之邀，到北京大学作了两次科学报告。他的学生、北大化学系教授唐有祺院士主持了两次报告会议。第一次报告是关于化学键理论的，听众 200 余人；第二次是关于维生素 C 研究的，听众超过 1 300 人，把只能容纳 800 人的北大办公楼礼堂挤得满满的，过道和门厅都挤得水泄不通。

鲍林在报告中拿出了大量的统计数据说明，在美国几次流感和传染病流行中，大剂量服用维生素 C 得到了显著的预防效果。他本人就是一位大剂量服用维生素 C 的身体力行者。

鲍林 1981 年在北京大学的两次报告笔者均有幸在场聆听。迄今为止，已经没有人否认维生素 C 的正面作用，只是对像鲍林那样大量服用维生素 C 的做法一直存在争议。因为鲍林所取用的量要比人类进化中实际每天吸收的量高出 15～30 倍。鲍林最初只是强调维生素 C 在预防和治疗感冒上的作用，继而扩展到了抗癌和防治心血管疾病方面。20 世纪 70 年代，鲍林的所作所为确实引来了医学界的争论。但是，鲍林始终坚持维生素 C 对人体有正面作用，直到他生命的最后一息也没有丝毫的放弃。1994 年 8 月 19 日鲍林以 93 岁高龄去世。

人体对维生素的日常需要量
和治疗需要量是不同的

不只是鲍林宣传大剂量应用维生素 C 在临床上的作用，美国医院协会管理委员会主席罗伯特·凯斯卡特医生，1975 年以来也以服用饱和量维生素 C 的治疗方法，成功治愈了数千宗感冒、流行性感冒、急性单核细胞性白血病、急性肝炎、枯草热、气喘病、外伤、手术创伤、烧伤、背痛、关节炎、猩红热、疱疹、带状疱疹等病症。他认为，口服过量维生素 C 达到了人体器官饱和量后就会产生腹泻，因此腹泻也就是摄取维生素 C 达到饱和的标志。正常人的维生素 C 饱和量是每天 4~15 克（也就是 4000~15 000 毫克）；患病的人维生素 C 饱和量会大幅增加，病情越严重维生素 C 饱和量越高，甚至可以高到每天 200 克。他的这个治疗方法受到一些学者的关注，使得 60 年来使用维生素 C 治病的争议有了戏剧性的发展。凯斯卡特认为，维生素 C 的治疗作用关键在于剂量问题，以前许多拿来反驳鲍林的临床报告说维生素 C 治疗无效，是因为剂量没有达到人体维生素 C 饱和的程度。

凯斯卡特的报告引起了新的争论。专业期刊上仍然陆续不断出现维生素 C 作用的正反两方面报道。基于医学科学的归纳统计方法存在某些不确定性，看来还需要进一步大量的临床实践，才能确定大剂量维生素 C 的治疗方法是否确实具有普遍的临床意义。

把维生素 C 当成药物，在一定的时间内摄取过量的维生素 C，这是一回事；而为维持正常机体各项代谢平衡的需要，补充必要的维生素 C 则是另一回事。笔者认为完全不需要服用饱和量这样大的剂量，也完全不必像鲍林那样大剂量长期服用维生素 C 来防治一些疾病。正常人体内维生素 C 的储存量通常维持在 1 500~2 000 毫克，低于 300 毫克就会有得坏血病的危险。每天除了从食物中得到维生素 C 以外，再摄取 500~800 毫克的维生素 C 作为补充是维持这个储存量的适当选择。如果机体和血液中长期含有超剂量的维生素 C，超过了人类进化过程中已习惯了的那个剂量，并不一定会给人体健康带来好处。

结　语

大剂量维生素 C 对于各种疾病究竟是否具有治疗作用？对于这一问题的争论看来还会长久持续下去。对那些有关学科的医生和医学研究者们，这个课题确实值得深入地探讨。对于普罗大众来说，还是应该知道，现今生活和人类进化过程相比，新鲜果蔬的摄取量过于缺少，维生素C 的缺乏常常是各种文明病产生的初因，因此，每天补充一定量的维生素 C 还是有益的。

第十四章　阳光的启示与维生素 D

在讨论阳光的启示之前，先摘录一段 2011 年 7 月 18 日健康网上登载的文章：

1791 年 12 月 5 日，35 岁的奥地利"音乐神童"莫扎特英年早逝，死后三天即入土，未做解剖，死因就此成谜。如今有科学家宣称，因为太阳晒得不够以致缺乏维生素 D，是莫扎特健康欠佳最终死于流行性链球菌感染的根本原因。

莫扎特生前饱受疾病之苦，曾患肾病、天花、伤寒、扁桃腺炎和咽喉炎。美国太空总署退休科学家葛兰特称，缺乏维生素 D 使莫扎特的健康走了下坡路，最后导致他 35 岁英年早逝。莫扎特每天日夜颠倒，埋头作曲，又居住在全欧洲日照较少的国家之一奥地利，这让他失去了许多晒太阳的机会。葛兰特撰文写道：几乎莫扎特的每种疾病都和维生素 D 的缺乏有关，如果当年他能注意到这点，多出门晒太阳，他的创作量一定可以多出一倍。葛兰特还指出，现代音乐家也没意识到他们长时间处于室内会造成体内维生素 D 的缺乏。文中还提到，英国大提琴家杜普蕾以及奥地利作曲家马勒也都英年早逝，可能也和太阳晒得不够有关。

阳光对机体的重要性是怎样的?

　　人体皮肤下有一种化学名称叫做 7-脱氢胆固醇的物质，只要是接触紫外线照射，会迅速生成维生素 D_3。维生素 D_3 是维生素 D 系列中活性最高的一种，人体通过食物链摄取的维生素 D 是维生素 D_2，其作用较为次要。人们最初认识维生素 D 是从它能防止儿童佝偻病开始的。现代医学研究表明，维生素 D 还与多种文明病的发生有关，如癌症、糖尿病、骨质疏松，甚至还包括高血压、精神分裂症、老年性痴呆等等。维生素 D 还与促进机体抗病毒、抗细菌感染的免疫力有关。哥本哈根大学免疫和微生物学教授卡斯滕·盖斯勒在 2010 年 3 月《自然免疫学》杂志上发表研究报告说，维生素 D 是激活免疫系统必不可少的要素，没有维生素 D，负责消灭病毒或细菌的 T 细胞就不能对严重感染做出反应。

　　阳光照射在皮肤上，身体就会产生维生素 D。通过此种方式获得的维生素 D 占身体所需维生素 D 的 90%。在中国，女士普遍以肤白为美，对遮光剂、防晒霜的使用越来越多，在户外阳光下的活动越来越少，维生素 D 的缺乏成为日益严重的问题，但这却没有引起人们足够的重视。防晒霜的生产商总是给消费者灌输这样的观点：阳光是造成肌肤老化和形成皮肤表面斑点的主要因素，哪怕是春天，如果任由阳光曝晒十分钟，皮肤也会早衰十天……

　　但事实是怎样的呢? 伦敦国王学院的理查兹研究员

2007 年 7 月公布了他和史派克特教授共同研究的一项结果：较长时间接受日照的人比避免日照的人，生理机能至少要年轻 5 岁。他还说，这是第一次实验证明，通过日照获得维生素 D 较多的人衰老速度较缓慢……较长时间接受日照对诸如心脏病等与衰老有关的疾病也有不错的防护效果。

人类进化过程中
平均每天到底接受多少阳光？

夏天，赤日炎炎，古人类若不是为了觅食和狩猎，决不会无缘无故站在日光中暴晒，也会躲避烈日寻找阴凉。除去阴天下雨，夏天吸收的阳光在裸体的状态下每天平均不会少于 15 分钟。春秋两季，觅食狩猎的行动频繁，虽然日照稍弱，但接受日照的时间会更长，接受的日照的量还会更多。冬季日照很弱，为了驱除寒冷，沐浴阳光的时间会更长。"万物生长靠太阳"此言不虚，不要以为万物只是对植物而言，现代的人类应该记住老祖宗是怎样进化过来的，不要放弃大自然赋予人类的这一基本要素。

人体沐浴阳光的强度和时间与产生维生素 D 数量的关系是怎样的呢？科学上还没有一个标准答案。我们姑且听从一些专家的意见，他们认为有一个比较简单的估算方法，即只穿一条泳裤在阳光下进行日光浴，当身上刚开始出现最轻的红斑时，相当于吸收了 10 000 国际单位的维生素 D；而当穿着衣物，身体体表只有 6% ~ 10% 裸露在阳光中晒出轻的红斑时，相当于吸收了 600~1 000 国际单位的维生素 D。

人体每天需要多少维生素 D?

在室内辛苦工作的人，不能有机会获得充足的阳光，无奈之下就应该补充一些维生素 D 的制剂。1997 年美国国家卫生研究院（NIH）提出了维生素 D 摄入量的推荐值：考虑到年轻人和中年人比老年人有更多的机会晒太阳，50 岁以下的人每天应补充摄入维生素 D 200 国际单位（5 微克），50~70 岁的人每天应补充 400 国际单位，而 70 岁以上的人每天应补充 600 国际单位。但是有的研究人员则认为，如果没有享受到足够阳光的照射，上述维生素 D 推荐量是远远不够的，每天摄入的维生素 D 不应低于 1 000 国际单位。

沐浴阳光和吸收维生素 D 的关系

通过食品和药物来补充维生素 D 只是一种不得已的办法，不要试图用维生素 D 制剂完全代替阳光。阳光并不是仅仅单一地给人体制造维生素 D，还有其他重要作用。

长时间被阳光照射，皮肤就会逐渐产生黑色素的沉积。这是一种保护反应，它会保护皮肤减少对阳光中紫外线的吸收。白色人种吸收阳光中紫外线的效率高于有色人种，而且他们中大多数人以紫铜或麦粒色皮肤为美，海滩上晒太阳的男男女女绝大多数都是白色人种，所以白种人很少缺乏维生素 D。有色人种由于皮肤色度深，吸收阳光中紫外部分的效率相对低下，而吸收红外部分的热波却效率更高。很多非洲裔美国人希望自己的肤色能够浅一些，所以他们并不像白种人那样欢迎阳光，因此也容易造成维生素 D 缺乏。美国黑色人种男性的前列腺癌发病率和女性乳腺癌发病率比美国其他人种高得多，而且患癌后恶化更快。但是在非洲黑色人种中癌症的发病率则远不像美国黑人那么多，很大程度上是因为非洲人需要劳作，在热带炎热的阳光中无处可躲，吸收了足够的阳光的缘故。在我国也有类似的现象，在农村中耕作的农民，他们接触阳光更多，他们中癌症的发病率要比城市居民低得多。

近年来随着经济的发展，中国妇女追求"美白"的倾向愈演愈烈，她们随时随地躲避阳光，严严实实遮挡着身体上每一寸能被太阳晒到的皮肤。晴天出门打伞，就连春秋季节温暖的阳光也避之不及，防晒霜的广告更是铺天盖地。这一切都将我国妇女引向一个非常危险的误区，加上人无法从食物中获得足够的维生素 D，因此中国城市妇女普遍严重缺乏维生素 D 而不自知。这不能不让营养学家将整日处在乳腺癌恐惧中的中国妇女和严重缺乏维生素 D 联系起来。

沐浴阳光的利与害

阳光、紫外线对人体的利与害，一直是西方医学界争论的问题。世界上许多白色人种国家的外科和皮肤科的医生普遍认为，日光浴容易诱发皮肤癌。持这种观点的人认为，紫外线会穿透皮肤攻击细胞的 DNA，造成细胞核的应急反应，这种伤害并不能总得到修复，因此会导致肿瘤的发生。该观点还认为阳光会破坏胰岛细胞，降低人体免疫力，引起细胞老化和角化病等等。世界卫生组织的一项统计称，皮肤癌是全球致死率最高的疾病之一。

但是持不同观点的学者，例如巴斯克大学的皮肤病学教授何塞·佩雷斯则认为，紫外线虽会攻击细胞的 DNA，但只要不是暴晒时间过长，伤害的范围不会很大，皮肤可以毫不费力地将伤害部分修复。人体有两套抵御紫外线的机制：一个是通过加快细胞分裂，加厚皮肤外部的角膜层，以阻止紫外线进入深层组织；另一个是使皮肤变黑。变黑是表皮中具有过滤阳光作用的黑色素的活动造成的，它的活动有两个阶段：第一阶段发生在晒太阳半小时后，这时过滤的是紫外线 A，这一反应在几小时以后消失；第二阶段是滞后的皮肤变黑反应，这是过滤紫外线 B 引起的，在皮肤被晒后 2~3 小时出现，持续时间较长。

持这一观点的还有哈佛大学医药和营养学教授爱德华·乔瓦努奇，他在 2005 年 4 月份在加利福尼亚举行的一次癌症研究会议上，对日光致癌论提出了针锋相对的观点。他认为，补充维生素 D 和适当的日晒不但不会致癌，相反还可以预防皮肤癌。持相同观点的还有波士顿大学的麦克·霍利茨基教授，他曾写过一本书《紫外线的好处》，尖锐地批评了阳光恐惧论，称其已造成人群中维生素 D 的严重缺乏，从而危害到身体健康。

在西方特别是美国的白种人群中，皮肤癌的发病率确实较其他人种高。在中国，皮肤癌的发病率较低，故很少出现像美国这样两种观点的争论。在中国男性发病前三位的恶性肿瘤是肺癌、肝癌和大肠癌，女性发病前三位的恶性肿瘤是乳腺癌、肺癌和大肠癌。中国的皮肤癌患者多数和长期接触某些化学药物，如煤焦油、木馏油以及放射性物质、放射线等有关，而不是因为多晒了太阳。

在西方，喜欢日光浴的白种人也会在晒太阳之前在皮肤上涂抹防晒霜、防晒油，防止皮肤被晒伤。但是，一项极富讽刺意义的报告给这一行为蒙上了阴影：美国食品与药品监督管理局（FDA）下属的全国毒物学研究中心和国家毒物管理局 2009 年 10 月公布的一份调查报告显示，大多数防晒霜所含有的一种名为棕榈酸视黄酯的化学成分，与皮肤癌的发生有潜在的关系。

除了温暖和获得维生素 D 以外，人们对阳光还认识多少？

白色的阳光被雾气中的微小水粒子所折射，其中波长不同的光由于折射率的不同而分散成红、橙、黄、绿、青、蓝、紫七色的连续光谱，就形成了彩虹。在红光的右边是波长更长的红外光，人眼看不见它，它是一种热波，阳光灼伤皮肤主要就是它的"功劳"。紫光左边是波长更短的紫外光，人眼也是看不见的，它的能量很高，易于杀灭细菌，是使皮肤里产生维生素 D 的"最大功臣"，也是使皮肤产生黑色素使肤色变深的"元凶"。这所有的各色光重合在一起，成了人们眼睛里看到的白光。目前科学对阳光作用于人体的认识，恐怕也就止于此了。

在数百万年的进化过程中，不同颜色的光谱是否会分别对人体产生不同的微妙作用？这些作用是否会参与控制人类生存的平衡？光对人类进化的影响是那么深奥，再进行几百年的探讨，恐怕也难以弄清全光谱对人体的所有作用。既然如此，为何不干脆全盘接受大自然的恩赐呢？

结　语

阳光，是人类进化过程中大自然为人类安装的一道"程序"，支撑着人类机体的复杂运作，不可能摆脱。不要企图躲避阳光，否则机体的运作就可能出现误差，让你患上种种莫名其妙的文明病。

第十五章　一种常被忽略的营养元素——镁

镁是人体内钠、钙、钾之后排第 4 位的矿物质元素，对人体健康是必不可少的。有一半的镁伴随着钙富集在骨骼里，其余的广泛分布在器官的各种组织内。只有 1% 的镁分布在血液中，机体总能保持血液中镁含量的稳定。

镁在预防多种文明病中的作用

人们为了预防骨质疏松而对补钙情有独钟，但是对元素周期表中同族、性质相似的元素——镁影响机体的作用却知之甚少。缺了镁，钙也不能起到它应有的作用。钙和镁之间必须达到一种平衡，才能确保彼此都得到合理的利用。

德国医学科学家伯纳德·哈洛伦教授联合德国汉堡医学研究院的专家，经过多年的研究发现：镁有促进钙吸收的作用。如果单纯补钙而缺镁，则钙离子代谢的 ATP 酶不能被激活，钙就难以真正进入骨骼。他认为这是许多骨质疏松患者补钙却效果不明显的重要原因之一。

镁对人体包括心脏和骨骼在内的一切组织的功能都起着重要的作用。约有 350 种酶，其中包括为身体细胞提供能量的酶，都离不开镁。许多急慢性病症的发生都与严重缺镁有关。美国的一项调查表明，3/4 的美国人每天所摄取的镁量不足。

检查身体时通常并不检查血液中镁的含量，即便进行简单的血液化验，也无法检测出生物活性镁的含量。纽约州立大学的伯顿·阿尔图拉博士发明了一种检测活性状态的离子化血清镁的方法，揭示了镁的缺乏与几十种慢性疾病的紧密关系，其中包括心脏病、高血压、糖尿病、哮喘、肥胖、不育症、偏头疼、肌肉疼、经前综合征等等。长期慢性的镁缺乏还会导致心律失常、血压异常、脑缺血眩晕、贫血、冠状动脉痉挛等问题，精神上常会出现焦躁不安、性格改变、冷漠和抑郁。

加拿大马克吉尔大学的医学博士汉斯·赛来在研究镁与心脏病的关系时发现，死于心脏病的患者，心脏肌肉和血液中的镁含量比健康的人要低得多，心脏病越是严重，心肌缺镁也就越严重。他还发现，饮用地下深井硬水的人们比饮用河湖地表水的居民患心脏病的概率要低，其可能的原因是硬水里含镁量相对较高。

镁还在碳水化合物的代谢中起着重要的作用。它影响胰岛素的活性和激素的释放，帮助控制血液中葡萄糖的水平，在 2 型糖尿病患者血液中常常发现镁的含量比健康人偏低。意大利那不勒斯大学第一医学院保利索博士 1992 年的一项研究表明，在老年糖尿病患者中纠正偏低的镁含量，常常能够有效提高胰岛素的作用。

缺镁与患癌的关系

在天然没有受过污染的草原上生长的野生食草动物，由于创伤、传染病和被食肉动物吃掉等种种原因，它们的寿命并不长，并不总能自然尽享天年。但是从数百万年进化到如今，和人类以及人类豢养的动物不同，它们依然原封不动地保留着原始的生活方式，丝毫没有改变自己的生活习惯。其中使人们感到惊奇的是，和豢养的动物相比，野生动物很少死于癌症。科学家们推测这一现象很可能与野生动物能摄取到丰富的镁有关，因为青草和绿叶中的叶绿素就是一种镁的有机化合物。与此相联系，早在20世纪中叶，科学家就发现埃及人癌症发生率很低，巴黎的一位医生发现，埃及人中癌症的平均发生率只有欧洲人的1/10；即便得了癌症，其发展的速度也比欧洲人慢。经过多方面的仔细调查发现，埃及人镁的人均摄入量是欧洲人的5~6倍。

许多情况都会使人体一时大量丢失镁，如过度运动、大量出汗、慢性腹泻和妇女的哺乳；一些药物的副作用，如利尿剂、洋地黄制剂、新霉素、庆大霉素和一些抗癌药也极易使人体中的镁丢失。长期的慢性病患者，如慢性肾盂肾炎、甲状腺或甲状旁腺功能亢进、肝硬化、胆道疾病、低血钾和高尿钙症的患者也常伴随着机体低镁。

人体补充镁主要还是从食物中摄取。食物中最充足镁的来源是绿色植物的叶和茎，因为其中富含叶绿素。缺镁的土壤，植物不可能正常发育，叶片会失绿、发黄和容易脱落。

为什么人体离不了镁？

古人类在进化过程中从不缺镁，因为他们每天以采食嫩叶鲜果为主食。为什么人体一定需要镁？也许就是因为人在进化过程中适应了大量镁的存在，使镁成为维持人类固有基因的要素之一。自从进入农业社会以后，人类的食物类型产生了重大的变化，粮食中的淀粉和牲畜的肉类成为最主要的食物，从此人类也就开始了缺镁的历程，所以每天摄取多量的绿色蔬菜是十分重要的。其他含镁比较丰富的食物还有坚果、全麦面粉、红糖、红枣、豆类、香蕉等，但总是不如直接从绿叶植物中摄取镁效果更好。

人体每天对镁的需要量为300~500毫克。除了从食物中摄取镁以外，必要时可以通过药物补充镁。

结　语

人类的机体经过数百万年的进化，成了一架极为复杂的机器，维持这架机器的正常运转需要无数的营养要素和条件，缺一不可。镁是其中一种容易被忽略的要素，因此平时一定要均衡饮食，不要因严重缺镁引起莫名其妙的文明病时还不自知。

第十六章 铝会引发老年性痴呆吗？

老年性痴呆多数出现在 40 岁以后，特别是 60 岁以后的人群中。2005 年 12 月《柳叶刀》杂志曾报道，当时全球有 2 400 万人患有痴呆症，这个数字到 2020 年将上升为 4 200 万，到 2040 年将上升为 8 100 万。

老年性痴呆是阿尔茨海默病的俗称。对于这种疾病发生的病因医学界众说纷纭，而且也没有有效的治疗办法。但是近 50 年来却流传着一种说法，说老年性痴呆的发生与人体吸收的铝有关。有关报道也屡见于国内外的文献和报端，几乎国内的医疗机构和许多医生也都认为，铝对老年性痴呆的发生起着肯定的作用，要严格对待食物中铝的含量，防止铝的吸收。中国卫计委等 5 部门联合发布公告，要求自 2014 年 7 月 1 日起禁用部分含铝食品添加剂，并指出铝过量会产生毒性作用，出现类似老年性痴呆的疾病。甚至有人认为，经常使用铝制的食用器皿，会有引发老年性痴呆的潜在危险。一时间，人们产生了对使用铝制炊具的严重担心。

这究竟是怎么回事呢？话得从头说起。

老年性痴呆的特征

老年性痴呆（阿尔茨海默病）因 1906 年 11 月由德国医生阿洛伊斯·阿尔茨海默首次公布而得名。此前 5 年，该病的首例患者奥古斯特开始丧失记忆，并逐渐表现出语言障碍、头脑糊涂、妄想而且情绪激动，临终时已卧床不起，忘却了身边的人和事。对奥古斯特的尸检表明，她的大脑由于神经元缺失而萎缩，并且出现神经纤维缠结和蛋白质斑块堵塞。以后的多年间，所有老年性痴呆患者的尸体解剖中，都发现有海马区神经纤维缠结和蛋白质斑块堵塞，此二者因而成为判断老年性痴呆的基本要素。

时至今日，100 多年过去了，老年性痴呆的发生未见消减，还有变本加厉之势，一旦发生，依然无法治愈。对此种病症产生的原因虽有临床研究报告不下百篇，但也只能算是一些假说：有遗传说、基因突变说、心脏病和中风引起脑血管缺血说、脑乙酰胆碱缺乏说、维生素 B_{12} 缺乏说、用进废退说、γ-分泌酶中早老素亚基发生异常说，以及上面提到的摄铝过量说等等不一而足。不管哪一种假说，都未能对治疗老年性痴呆有过确定的指导意义。能够为医学界肯定接受的共识，也只有一个基本事实，那就是在大脑海马区中沉积的 β-淀粉样蛋白质斑块和神经纤维缠结，是该病的关键解剖特征。因此多年来，医学界千方百计地寻找这两个关键特征形成的原因，希望从中找到治疗老年性痴呆的方法，然而至今依然是雾里看花，完全不得要领。

关于研发治疗或延缓老年性痴呆药物的努力，数十年来从未停歇。但是多年来的试验却都以失败告终，使得用药物阻止或减缓病情发展的希望变得愈发渺茫。2012 年 1 月，美国制药业巨头辉瑞公司宣布开发多年的药物 Dimebon 失败，白白耗费 7.5 亿美元的投资；7 月爱尔兰 Elan 制药公司公告称，该公司开发的 Bapineuzumab 没有显示出明显的治疗作用；8 月美国礼来公司公布，2010 年以来对药物 Semagacestat 的试验结果表明，该药不能减缓病情发展。屡战屡败使各大药厂对开发治疗老年性痴呆药物的信心丧失殆尽，纷纷缩减机构和投资。虽然有些学者仍然孜孜不倦地努力，希望取得突破，但企业对这类新药的研发工作实际上已经基本陷于停顿。然而当今各种痴呆症的发生率仍然逐年增加，对社会造成的损失甚至要超过癌症两倍以上。

现在回归本文的主题：老年性痴呆究竟又是怎样和铝扯上干系的呢？

老年性痴呆是怎样和铝扯上干系的？

1911 年，盖斯发表文章，他怀疑是焙粉中的铝具有的毒性导致了老年性痴呆，从而反对在焙粉中使用含铝的化合物。二战以后开始陆续有许多学者例如特瑞、克利策、维希涅夫斯基等人，分别开始研究铝对动物的大脑是否可能具有毒性的问题。研究以兔子为对象，向其脑髓内注入了铝化合物的溶液，随后在解剖兔子的大脑时发现兔脑的神经纤维出现了缠结，有点像人类老年性痴呆患者大脑中的病变。这就引起了人们的极大兴趣，老年性痴呆是否真的与人体吸收的铝有关呢? 铝是地壳中最丰富的元素之一，动植物的体内都含有相当量的铝，而医学的研究却并没有发现铝是人体代谢中必需的元素。人类每天会从食物和水中不可避免地吃进相当量的铝，铝会引起老年性痴呆吗?

真正引起震动的是克拉帕 1973 年在权威杂志《科学》上发表的一篇文章。他对老年性痴呆患者和正常同龄人的尸体进行了解剖对比，除了发现患者大脑海马区有大量 β-淀粉样蛋白质斑块和神经纤维缠结堵塞，还用原子吸收分析法在其中检测出了铝的大量富集，而周边的组织则没有铝。与此相反，在正常人尸体的脑切片中，既没有 β-淀粉样蛋白质斑块和神经纤维缠结，更没有铝。他由此推测说: "铝诱导了高级哺乳动物神经细胞的神经纤维变性。"

其后陆续又有许多科学家如佩尔（1980）、内里（1991）等人，纷纷利用更先进的分析方法，对老年性痴呆患者尸体大脑中有关部位进行了检验，都发现有铝的富集。当时发表的相关论文不下十余篇，从各个方面都支持了克拉帕的观点。因此许多科学家就此推论，铝是造成人患老年性痴呆的元凶。

铝引发老年性痴呆似乎成了定论，但是，1991 年荷西和 1992 年古德发表的两篇论文却引起了学术界的混乱。他们分别用 X 线微量分析和激光显微镜对患者脑切片进行了观察，发现患者脑中的 β-淀粉样蛋白质斑块和神经纤维缠结中不但有铝的富集，而且还有铁的富集和少量的硅。铁是过去用化学显色的检验方法未能检查出来的。此后，陆续又有桑德罗（2009）、马克（2010）、布什（2012）等多人发现老年性痴呆患者大脑海马区积累有大量的铁，他们由此提出了新的说法：是大脑海马区中铁的富集引致了老年性痴呆的发生。这就搅乱了学者对铝与老年性痴呆有关联的讨论。

戏剧性的是 1992 年兰德斯伯格在权威杂志《自然》上发表的一篇文章。他用质子显微镜对 5 个确诊患者脑中的 105 块斑块进行检测，最终确定 90% 以上的斑块都不含铝。但是看来《自然》杂志的主编有自己的倾向性，对兰德斯伯格的研究结果似乎不太赞同，只以读者来信的方式发表了这位牛津大学学者的文章。

认为老年性痴呆患者脑中并不含铝的科学家不止兰德斯伯格一人，在他之前就有麦克德莫特（1977）、马克贝尔格（1981）、斯特恩（1986）、查菲（1988）、贾柯布斯（1989）等多人曾作过研究，他们都在自己的论文中报告说，并没有发现老年性痴呆患者脑内 β - 淀粉样蛋白质斑块和神经纤维缠结里有铝的富集。可能是登载他们文章刊物的影响力不如顶级的《自然》杂志，因此早先并没有引起学术界足够的重视。

铝是否会导致老年性痴呆的发生？

究竟老年性痴呆患者大脑中的 β - 淀粉样蛋白质斑块和神经纤维缠结中含不含铝？铝是否会导致老年性痴呆的发生？一直到现今，这仍然是学术界具有争议的课题。

一位学者统计了 1990—2005 年 15 年间发表的全部有关论文，"拥铝论"的论文数量占有 68% 的优势。但是不同观点的双方各说各话，互不反驳；争论双方文章不断，但也仅仅各自阐述和认定自己的临床结果。

客观分析一下就可以看出，全部客观的临床事实就是：多数老年性痴呆患者的大脑海马区 β–淀粉样蛋白质斑块和神经纤维缠结中有铝的沉积，但是也有相当一部分患者脑中相应部位并没有铝的沉积。这样就可以得出一个符合逻辑的结果：没有铝在大脑海马区 β–淀粉样蛋白质斑块和神经纤维缠结中沉积，老年性痴呆照样也可能发生。

老年性痴呆患者大脑海马区内的铝是怎样沉积的？

为什么多数老年性痴呆患者的大脑海马区里有铝的沉积？铝又是怎样沉积的？许多学者都在探索这一难题。日本的学者村山提出了一个假设（1999），他认为，铝是与老年性痴呆患者大脑中特殊的蛋白质交联而被固定的，一旦被固定，就形成体积庞大的稳定分子团而难以分解和被代谢掉。这个观点是后来许多研究者都赞同的。本来，不同种类的载体蛋白对金属离子就有某种选择性固定的作用，例如卵清白蛋白对铅有很强的选择性固定的作用，钙调蛋白对钙有很强的选择性固定的作用，胶原蛋白对铬有很强选择性固定的作用，等等。因此，三价铝离子（Al^{3+}）连同性质极为相近的三价铁离子（Fe^{3+}）会被海马区的这种特殊的蛋白所选择性固定，应该说是不足为奇的。

患者大脑 β-淀粉样蛋白质斑块和神经纤维缠结中是否含铝、含多少铝，显然与他血液中铝的含量，特别是血液中铝的特殊形态能否穿透血脑屏障有关。通常，进入血液的铝还不到食入铝量的 1%，其余的铝早早就被排泄掉了。进入血液的铝 90% 以上都和转铁蛋白结合并传输到人体组织的各部分，其余血清中低于 10% 的铝据信是以柠檬酸铝的形式存在的。转铁蛋白结合的铝的分子体积较大，难以穿透血脑屏障，只有柠檬酸铝是一种较小的脂溶性分子，能够逐渐穿透血脑屏障并被海马区的特殊蛋白质斑块所固定，这就使得铝难以再被代谢掉。

约克尔（2001）指出，老年性痴呆患者大脑中沉积的铝，其代谢的半衰期长达 7 年，何况同时还有新的铝沉积。由此可见，由于海马区里逐渐形成了神经纤维缠结和 β-淀粉样蛋白质斑块，所以强化了老年性痴呆。与此同时，也随之固定了穿透血脑屏障的小分子铝的化合物，造成了铝的积累。因为能穿透血脑屏障的铝量极微，所以脑中发现有显著铝的积累，显然不是一朝一夕造成的，而是长期逐渐积累的结果。患者血液中脂溶性小分子铝的含量和血脑屏障通透性增加的程度，决定了患者大脑海马区神经纤维缠结和 β-淀粉样蛋白质斑块中是否会有铝的沉积，以及沉积的量会有多少。当然，和三价铝离子性能非常相似的三价铁离子也极小，也会以同样的方式和路径在海马区被固定下来。

因此，合理的结论只能是：患者大脑海马区神经纤维缠结和 β-淀粉样蛋白质斑块里如果有高浓度铝或铁的沉积,那是三价铝离子和三价铁离子被蛋白质逐渐固定的结果,而铝和铁都不会是促使神经纤维缠结和 β – 淀粉样蛋白质斑块生成,进而导致老年性痴呆发生的初因。

"拥铝论"者的反弹

"拥铝论"者坚持认定,所有老年性痴呆患者大脑海马区有关部位必定会有铝的富集,二者有不可分割的联系,不承认无铝患者病例的存在,并且不断试图找到铝诱发了老年性痴呆的证据,特别是自然环境中富铝的土壤和饮水中的铝对患病的影响。

关岛是西太平洋中的岛屿,面积 549 平方千米,土著居民是查莫洛人。关岛的南部海岸有一个叫做乌马塔克的小村,第二次世界大战以后的 40 年里,这个村 750 位居民中有 350 人都患有一种奇怪的病:肌肉组织严重僵硬麻痹,难以行动,相当多的患者还伴有痴呆。后来学术界将这种病命名为肌萎缩性脊髓侧索硬化症,同时患有痴呆病的则又叫帕金森 – 痴呆综合征。相似的情况在关岛以北 70 千米的罗塔岛也有出现。罗塔岛上查莫洛人较少,全部人口也只有约 1 500 人,但这种病也有相当高的发病率。"拥铝论"者帕尔,对关岛查莫洛患者尸体大脑样品用 X 线能量散射谱和扫描电镜进行了分析,发现这些患者脑中不但都有神经纤维缠结,而且其中铝的含量比平常痴呆症患者高出 10 倍以上。具有火山岩和富含铝矾土的土壤,是该地的地质特征,水中也有较为丰富的铝,因此帕尔认定,环境中的铝与查莫洛人的神经变性有着不可分割的关系（1982）。

　　然而让帕尔无法解释的是，地质条件和乌马塔克以及罗塔岛完全相似的比邻岛屿——塞班岛和天宁岛，却很少有这样的病例。尤其是一些出生在关岛、幼年已经移民他乡的查莫洛人，成年以后仍然会患上这一疾病。

　　为了阐明痴呆症与土壤及饮水中的铝有"不可分割的关系"，一些学者还以日本的纪伊半岛，以及新几内亚西南部一个地区的患病情况作为例证。这里的患者大脑海马区富铝的原因，也被一些学者归结为与这些地区土壤和饮用水中铝的含量较高有关。

　　但是，找到上述三个例子，还是很难说明痴呆症与当地土壤和饮水中富铝有关。因为全世界铝矾土矿丰富的国家多达 49 个，其中以中国和圭亚那为最，澳大利亚和巴西也都位居前列。这些产区有内陆的，也有沿海的，但是这些地方不存在那样的病例。

　　另外，还有一些科学家力图找出日常饮水中的铝与痴呆症发病的因果关系。加拿大和法国的一些学者在报告中指出，他们经过 10 年对 3 700 位年龄 65 岁以上人群的调查，发现饮用水中如果铝的含量每升超过 100 微克（0.1 毫克）时，患老年性痴呆的危险就会增加两倍，并认为饮用水中铝的含量与患老年性痴呆之间存在着某种联系。实际上在正常的情况下，人们的饮用水中含铝量普遍超过 100 微克 / 升，食物中的铝还要更多，但患老年性痴呆的人只占极少数。因此，这样的结论难以让人信服。

　　一些"拥铝论"者也认识到，老年性痴呆产生的最直接标志，还是大脑海马区中 β - 淀粉样蛋白质斑块和神经纤维缠结，于是他们希望从实验室里找寻铝会促使脑中上述标志生成的线索。阿布德汉内（1993）、塞穆楚克（1993）等就曾在报告中称，铝能促进兔子脑中 β - 淀粉样蛋白质的产生，也能使神经纤维产生异常，但目前还没有这方面的临床实证。因此，动物实验还缺乏代表意义，因为老年性痴呆只发生于人类。

生活中食入的铝和铝在人体内的代谢

铝在地壳中属于最丰富的元素之一，占到地壳元素的 8%，是土壤黏土中的主要成分之一。人类最熟悉的其他一些元素如钙、镁、铁、硅等，还有多种微量元素在人类进化过程中都进入了人的机体，成为人体结构及其代谢过程不可或缺的营养和要素，但迄今为止还没有发现铝对生命过程是必需的，哪怕是极微量的铝也好。既然这样，吸收进入人体的铝就应该毫无保留地全部排泄掉，可是铝还是遍布全身并作了停留：全身组织中平均含有 30~40 毫克的铝，其中一半的铝在骨骼里，血清中占 10%，其他分布在软组织当中。至今科学家也不明白铝在人体里到底有什么作用，是不是还有更隐秘的作用尚未被发现？

正常的情况下，铝主要通过食物和饮水进入人体。通常，人每天从食物和饮用水中摄入 3～5 毫克的铝，吃下去的铝多数未经吸收就由肠道排泄掉了，其中约 15 微克被吸收，吸收的铝 90% 又会通过胆汁和肾脏在 48 小时内随尿液排空。人的机体内的铝量一般不高于 40 毫克。

根据美国环境保护局（EPI）的一项数据，自然界的

水中含铝量随地域的不同而有异，每升水含铝在
0.014~2.7毫克之间。从古罗马时代到今天，铝的化合物
一直被用来净水，过去自来水厂在处理泥沙较多的浑浊水
源时使用明矾（硫酸铝钾），今天水厂也还在使用羟基氯
化铝来净水。这是一种高效而价廉的净水剂，它们水解为
难溶的絮状氢氧化铝凝胶，裹挟着泥沙迅速沉淀，几个小
时便可以得到澄清的水。如果不使用这种絮凝剂，浑浊的
水静置一个月也很难澄清。絮凝以后再经过过滤的水每升
含铝量不超过0.2毫克。经过煮沸的水含铝量更低，因为
铝会和钙共同沉淀。如果按每人每天饮水2升计算，那么
人每天从饮用水中摄入的铝无论如何也不会超过0.4毫
克。

从食物中吃下的铝要比从水中摄入的多得多。茶叶、
蔬菜、咖啡、面粉和米中都含有相当量的铝；烘焙的食
物，如面包、饼干、点心等等，则常加入铝化合物作为膨
松剂来改善食物的状态和口感。中国人喜欢吃的炸油条，
是利用明矾（硫酸铝钾）在潮湿的面团中与纯碱（碳酸
钠）或小苏打（碳酸氢钠）反应生成二氧化碳来疏松面团
的，最后在面团里剩下的是不溶的氢氧化铝。这样炸出的
油条有一种特殊的香味和口感，是其他任何发酵方法都难
以代替的。中国的炸油条有上千年的历史，宋朝末年就有
食用"油炸鬼"（油条）的记载，因为"鬼"和"桧"
字谐音，所以野史或文学作品认为这是借以咒骂宋朝的大
奸臣秦桧。但在中国的历史文献中，从未见过吃油条与痴
呆有联系的记录。

吃进体内最大宗的铝来自药物。铝的化合物（氢氧化

铝)作为治疗胃酸过多和胃溃疡的药剂应用已超过百年。一匙药液或一粒口服药片的铝含量在 150~600 毫克之间，医生处方的剂量是一天 1 000~2 000 毫克的铝剂，超过正常情况下摄入的铝量 200~400 倍! 近年来开发的治疗消化性溃疡的新药硫糖铝、铝酸铋等也都是铝的制剂。要是铝会引发老年性痴呆，那么胃病患者应当是首当其冲的。

再说铝制的炊具。铝制炊具表面会自动生成一层氧化膜，在弱酸、弱碱和中性的溶液中很稳定，保护着铝使其不会溶出。这层氧化膜，只有在很强的酸性和碱性溶液中才能溶解。所以，在烹饪过程中炊具溶入食物中的铝微乎其微，对使用铝制炊具的担心有些杞人忧天了。

人体如果食入大量可溶的铝化合物，也会有某种中毒的现象发生，但只是临时性的。1988 年 6 月 6 日英国康沃尔郡 (Cornwall) 的卡默尔福德 (Camelford) 地区发生过一起事故，一辆装载 20 吨硫酸铝的大卡车侧翻入了当地一个供饮水的小水库中，硫酸铝全部溶进了库水中，使得库水变得酸涩。当局并未及时公布这一信息，也未能采取紧急措施。4 天以后开始有许多人出现皮疹和腹泻，还有人报告筋骨疼痛，邻近居民两年内求诊的人数要显著多于其他地区。科学家追踪了年龄在 15~70 岁的 55 名当地居民 5 年，据报有部分人自述有注意力不集中和短时间记忆力丧失的现象，但始终没有追踪到新的老年性痴呆病例发生。

到底铝和老年性痴呆的关系是怎样的? 最近，有科学家对 1 056 名职业大量接触铝化合物的人进行了元分析 (meta-analysis)，亦即对最新考察结果进行了统计学严谨的全面评估，最终得出结论：不支持铝在老年性痴呆发病机理中是一个致病原因的说法。

老鼠、兔子与人的老年性痴呆

老年性痴呆与铝的关系，时至今日仍然是许多神经医学家和营养学家关注的焦点。不少科学家仍然坚持认为，长期摄入低剂量的铝就有足够的神经毒性，是引发老年性痴呆的主要因素，力主推行减少铝摄入量的计划。加拿大英属哥伦比亚大学的托姆耶诺维奇就是其中一位代表人物，他在 2011 年发表了长篇的评述报告，详细引述和总结了文献中曾经报道过的"铝神经毒性"所引起的多种结果。但是这些所谓铝毒性的表征，除了个别来自对晚期肾病伴有痴呆病者的观察外，其他基本数据都来自动物实验。而动物实验又通常采用人为加大铝的相对摄入量的做法，且实验主要以老鼠和兔子为对象，然后据此推论人体也应该出现类似的状态。但是，由于在动物的群体中，不存在类似于人类的早老性痴呆，所以据此推论人类老年性痴呆的发生和铝具有直接的因果关系显然存在很大的疑问。

为了解决这个疑问，早就有科学家试图制造老年性痴呆动物。马尔克斯（1996）就曾在报告中称，他利用基因改造工程培育出了一种新的老鼠，这种老鼠能够出现类似人类的老年性痴呆的症状和脑的组织结构变化，但还是无法解答人的老年性痴呆与铝是否有直接因果关系这个问题。

　　还有一个疑问，为什么近半个世纪以来老年性痴呆发生的人数逐年激增？是人类摄入铝的量大量增加了吗？当然不是。老年性痴呆发生的原因很复杂，与现代文明和人类进化过程中的环境及生活状态密不可分，很难说铝是唯一的原因。

铝是人类进化过程中永恒的伴侣

　　铝是地壳中仅次于氧和硅的第三位丰富元素，广泛存在于土壤和岩石中，动植物体内也都保存着一定量的铝。从古到今，人类及其祖先无论生活在何时何地，每天都会吸收和排泄相当量的铝。在人类进化的数百万年历程中，铝是人类最熟悉的元素之一。即便人类并未发现铝对机体的代谢过程起着必需的作用，那铝也应该是人类进化过程中永恒的亲密伴侣。人类的进化是优胜劣汰、适者生存的过程，也就是说在自然选择的过程中，只会留存那些对铝完全适应的人种，否则必被淘汰。汞、铅、砷、镉等有毒而对人体健康完全无益的元素，只是因为近一两千年以来才被人类大量带进自己的生活，在进化过程中人类对它们是完全陌生的，这才会产生人体不适应的毒性。铝则完全不同，它伴随了人类进化的全过程，是须臾不离的亲密伴侣，进化到今天存留的人类，不可能存在对铝不适应的问题。

结　语

究竟应该怎样认识老年性痴呆与铝的关系，环境学家史密斯（1995）发表评述文章说：对老年性痴呆，任何合理和切实的做法都值得公共政策支持，但是应该建立在充足的科学信息之上，而不是推理和猜测。当然，目前对老年性痴呆与铝的关系的认识还不够全面，还需要进一步研究。

第十七章　剧毒的营养元素——砷

砷是一种化学元素的名称，中国古代没有这个词，由拉丁文 Arsenic 音译而来。但是砷的化合物在中国却是古今闻名的：砒霜是三氧化二砷，信石是六氧化四砷，雌黄是三硫化二砷，雄黄是四硫化四砷……从古到今，人们都知道这些是毒药。

砷的急性中毒表现为吐、泻，便中带血，同时伴有肝、脾、肾功能损害，血压下降和循环衰竭，出现中枢神经系统麻痹，如果解救不及时，就会死亡。尽管如此，中国民间却一直有端午节喝雄黄酒纪念屈原的风俗，这是怎么回事？原来雄黄这个四硫化四砷的化合物，无论在酒中还是在水中的溶解度都极微，几乎不溶，所谓的雄黄酒其实不过就是白酒而已。何况喝雄黄酒时并不喝下酒中浸泡的固体雄黄，所以根本就不会有中毒的危险。

砷中毒的著名历史案例

砒霜，为一种白色的粉末，在自然界很少游离存在，多由加热雄黄而制得。这个学名为三氧化二砷的化合物和雄黄不一样，它在水和酒精中都有一定的溶解度，人只要服下 30~50 毫克即可引起急性砷中毒，超过 60 毫克就足以致人死命。历史上使用砒霜自杀和下毒的事例比比皆是，最耸人听闻的事件发生在 1908 年 11 月，74 岁的慈禧太后用砒霜毒死了 38 岁的光绪皇帝。据国学大师爱新觉罗·启功回忆说："我官居礼部尚书的曾祖父曾看见一个小太监给光绪端去一碗塌喇（酸奶），询问后，小太监说是慈禧赐给光绪的，不久后就传出了光绪驾崩的消息。" 2003 年中国原子能研究院等几个单位对光绪的两缕头发进行了中子活化分析，后来关于光绪尸体和衣物的全面研究报告发表在《清史研究》杂志 2008 年 11 月第 4 期，研究证实光绪确实死于砷的急性中毒。

世界上死于砷中毒的显赫人物并不少见。拉美独立之父西蒙·玻利瓦尔 1810—1826 年间先后率兵从西班牙统治者手下解放了拉美六国，1830 年在他赴欧洲前夕突然猝死。他的死因一直被认为是肺结核，但美国霍普金斯大学传染病学家保罗·维特尔 2010 年发表了他的研究报告，认为玻利瓦尔死于砒霜中毒。

英王乔治三世从 1760 年到 1820 年统治英帝国达 60 年之久，在位期间实现了帝国扩张并且打败了拿破仑一世统治下的法国。晚年他精神病发作，据认为是死于卟啉病，一种遗传性的血液病。但是后来对他陈列在伦敦科学博物馆的一绺头发进行的分析表明，乔治三世头发中的砷含量很高，确切的死因应该是砷中毒，但看来又不像是急性中毒，据推测可能和他长期服用的补药中含砷有关。这项研究结果发表在 2005 年 7 月 23 日的顶级医学杂志《柳叶刀》上。

砷的毒性、污染及其清除

砷在元素周期表中和磷同族，化学性质甚为相近，在自然界中往往相互伴生。磷是农业生产中不可缺少的化肥，开采磷矿时常用大量的水冲洗矿石，这样的废水中就含有了一定量的砷的化合物，容易造成环境污染。

砷也常与硫铁矿伴生。曾有报道，一些硫酸厂使用了含砷的硫铁矿做原料，使大量含砷的废水排入农田和河流，引起大面积的砷污染。

孟加拉国西部是世界上水源砷污染最严重的地区。这倒不是因人为的工业污染，而是由于该地区地下深层土壤中就富含溶解度很大的五价砷酸盐化合物。那里的深井水中普遍每升含砷 0.05~3.7 毫克，按照美国环境保护局（EPA）给出的饮水安全标准，每升水中的砷不得超过 0.000 1 毫克。水中砷的高含量使孟加拉国有 5 千万人患有不同程度的慢性砷中毒，中毒者四肢可出现皮肤角化过度、坏疽、赘生瘤甚至癌变，该地区 19 岁以下的青少年中高达 7.2% 的人患有严重的皮炎。可以看出，五价砷酸盐化合物的中毒特征，与三价砷例如砒霜是很不一样的，五价砷更易使人缓慢中毒。

砷的化合物进入人体以后，95%~97% 与红细胞中的血红蛋白结合，并于 24 小时内分布到内脏器官中。砷在人体中除了很小部分五价的砷酸钙会稳定地沉积在骨骼中以外，主要的低价态三价砷两三天内大部分都会经由粪便和尿液排出体外，这与五价的砷酸盐不同，并无在体内日积月累的危险。所以如果砒霜的剂量达不到致人死亡的程度，那人离开毒源后会很快恢复，并且不会留下后遗症。

磷是农作物不可缺少的肥料，可以促进作物种子的生长，对稻米和麦类作物的生长尤为重要。因为砷和磷同族，化学性质极为相近，所以土壤中含的砷就会随磷进入稻谷和麦粒。砷伴随磷主要存在于麸皮部分，所以精米白面中含砷量很低，而糙米粗面中含量则相对较高。美国、孟加拉国的大米中砷含量都很高，而中国大米的砷含量则相对较低。大米是中国人的主食之一，所以中国对于大米中砷的含量特别重视。中国是少数几个制定了大米中砷含量标准的国家之一，标准规定：每千克大米中砷含量不得超过 0.15 毫克。

水稻为什么会吸收砷？能否采用生物工程的办法，让水稻不吸收砷以避免土壤中砷对稻米的污染？日本冈山大学资源植物科学研究所马建锋教授的研究表明，水稻秧苗中有两种蛋白是从土壤中吸收输送砷到稻粒的主角。马建锋说："我们利用去除了这两种蛋白的基因突变水稻进行研究，结果发现稻秆和稻米中的砷都减少了。"但马建锋也指出，稻株阻止砷吸收的同时也减慢了植株需要的硅的吸收，所以需要额外补充硅肥。他们的研究结果登载在 2008 年 7 月上旬的《美国科学院学报》上。

蕨类植物有极强的吸收砷的能力，2004 年 8 月 26 日《华盛顿邮报》报道：美国工兵用栽植大面积的蕨类植物来消除华盛顿斯普林瓦利地区被污染土壤中的砷，试验取得了良好的效果，两年内土壤中的砷降低了 25%。蕨类植物有上万种。其中，在我国有广泛分布并用做观赏植物的名为肾蕨（俗名蜈蚣草）。据中国科学院地理科学与资源研究所的陈同斌研究员介绍，肾蕨有极强的吸收砷的能力，比普通植物吸收砷的能力要高出万倍以上。我国多数蕨类植物分布于长江以南各省区，可供食用（如蕨菜）、药用（如贯众）或工业用（如石松）。因此，在食用或药用这类植物时应该慎重考虑它们的产地和其中砷的含量。

微量砷对人体的正面作用

砷的化合物普遍被认为对人体是一种毒剂，可是令人难以置信的是，微量的砷却还是人体不可缺少的营养元素。微量三价砷的化合物——三氧化二砷（俗称砒霜）有刺激骨髓造血功能的作用，还能够使体内遗传因子突变产生的畸形蛋白质自我消灭，从而使白细胞的生长恢复正常。极端缺砷会引起血红蛋白下降，提高罹患白血病的风险。新华社 2010 年 3 月 25 日报道，香港大学医学院宣布，用三氧化二砷（砒霜）治疗急性早幼粒细胞白血病获得了成功，在香港有治愈超过 100 名血癌患者的病例，2009 年获得了美国国家专利。新华社 2011 年 1 月 15 日又报道，上海交通大学教授王振义院士也用砷剂成功治疗了急性早幼粒细胞白血病，并获中国国家最高科学技术奖，还于 2012 年 3 月 6 日获得了美国第七届圣捷尔吉癌症研究创新成就奖。这些成果轰动了世界医药学界。

其实，国内早就有用静脉注射砷制剂来治疗白血病的临床试验，例如 1973 年哈尔滨大学附属第一医院中医科的张亭栋等人，就在《黑龙江医药》杂志上发表了用"癌灵注射液"治疗 6 例慢性粒细胞白血病有效的报道。注射液中的主要成分就是三氧化二砷。随后张亭栋及其合作者陆续发表论文，清晰地奠定了今天用三氧化二砷治疗白血病特别是急性早幼粒细胞白血病的基础。沈阳军区解放军210 医院中医血液科主任黄世林教授，也在 2004 年从中医学的视角出版了自己的《雄黄、砒霜及其复方治疗白血病的研究》专著，详细地描述了各种含砷药物及其配方治疗白血病的临床试验和疗效。

怎么会想到用砒霜来治疗白血病呢？这似乎极不可思议。其实白血病的发生，和极端缺砷本身似乎就有某种因果关系。而开展砒霜治疗白血病的许多研究工作在中国如此热络，也不能不说是受到中国传统医药的启示。当然，白血病产生的原因很复杂，白血病的种类也很多，缺砷可能只与最常见的急性早幼粒细胞白血病有关，还有 20 多种白血病有待继续攻关。

砷易与胶原蛋白结合，未能经肝、肾脏代谢排掉的少量砷会富集到皮肤、指甲和毛发中去，这可能也是人类进化过程中大自然的一种巧妙安排，目的是为机体中最后剩下的那点砷和一些重金属开辟一条排出体外的途径。有趣的是，检查毛发等中的砷含量现在已经成了法医学家判断人体是否砷中毒的主要手段了。

阿胶这味中药的主要功能是滋阴补血，对骨髓造血系统有一定的刺激作用。阿胶的补血功能，除了来自于胶原蛋白、蛋氨酸等营养物质以外，还因为富集于驴皮中的微量砷对骨髓造血功能产生的刺激作用。自古至今坊间都有流传食肉皮能养颜一说，看来也是事出有因，并非全属虚妄之词。

清朝的王公贵族及民国初期的上层仕女，为了养颜和保持面色的红润，常有直接舔食微量砒霜的习惯。听起来很恐怖吧？上面提到的几个研究机构在分析光绪皇帝头发中的砷含量时，为了对比，也曾分析了当年裕隆皇后和一名草料官以及现代人头发的样本。结果发现，裕隆皇后头发中的砷含量是草料官头发砷含量的 2 倍，更远高于现代人，但并未达到中毒的程度。这不能不使人联想到裕隆皇后体内高于常人的砷含量，似是她自己摄入的。

人体对砒霜有相当不同的耐受性，一些从未接触砷化合物的人对砷相当敏感，一次摄入 20~30 毫克的砒霜就足以引起急性中毒。随着对砷接触量的日渐增加，人体对砷的耐受性也会随之提高。新华社 2008 年 2 月 12 日从意大利发回的报道称，在研究拿破仑是否死于砷中毒的过程中发现，200 多年前欧洲人头发中砷元素的含量普遍高出现代人平均含量的数十倍。研究人员表示，这种含量的砷在今天足以使人中毒致死，但在拿破仑及其同时代的人中，体内砷元素含量很高的现象普遍存在，这足以说明当时欧洲人对砷有很高的耐受性。至于为什么这些人群会在体内平安地吸收这么多的砷，直到今天仍然是个谜。

一项曾在民间流传的轶事说，清朝大将年羹尧有吸食砒霜的癖好，能耐受到常人致死的剂量。年羹尧身强体壮，面色红润。康熙年间，一次他率兵出征青海镇压叛乱时曾有奸细混入行辕，在他的酒菜中投放了砒霜，而年羹尧食后居然泰然自若，毫无中毒症状。此事一经传出轰动叛军，惊呼清军是天兵天将百毒不侵，叛军因而不战自溃。这个传说未能得到史料佐证，但也能说明一个事实，那就是古代民间早就知道人体对砒霜是可以有一定的耐受性的。

微量砷对人类骨髓造血功能有显著的刺激作用，这种知识中外皆知。近些年来，一些砷的有机化合物（有机砷学名"胂"，有别于无机的"砷"）被普遍用到家畜、家禽，特别是猪和鸡的饲料里。胂的添加能使猪的皮色更加红润，猪和鸡的毛羽更加光亮。饲料中最常使用的两种胂制剂是氨基苯胂酸（阿散酸）和硝基羟基苯胂酸（洛克沙胂），其中的元素砷不是上文所述的三价或五价离子态，而是处于一种较为稳定的共价状态，砷的溶出很缓慢，因此毒性相对较小。

结　语

不管怎么说，砷的化合物或胂都是一些极毒的物质。微量的砷虽然对人体会有刺激骨髓造血功能的作用，但人们从蔬菜和食物中吸收砷的量已经足够。我们需要防止过量砷的摄入，也应该杜绝将胂制剂添加到美容保健品中。

第十八章　和文明病有不解之缘的元素——铅

　　人体不可缺少的常量和微量元素超过 20 种，可其中就是没有铅。铅是对人体最有害的元素之一，可是它却又是人类进入文明社会以来，发现最早和最懂得应用的元素之一。在现代工业高度发展的同时，人们一方面大量使用铅，一方面千方百计希望降低铅对人体的毒害。铅和人类发展过程千丝万缕、剪不断理还乱的关系，需要我们慢慢地从头叙说。

人类认识铅的历史

　　一项对公元 4 世纪古罗马贵族墓地的考古发掘发现，其中多达 450 余具骨骸的表面都是墨黑色的。化验结果表明，原来黑色的物质是一种硫化铅的化合物，这些贵族骨骸上硫化铅的量要比平民百姓高出百倍以上，他们体内怎么会有这么多铅的积累呢？这就引起了学者对古罗马上层社会生活进行深入考察和研究的兴趣。

公元 1—4 世纪，古罗马帝国已经是一个高度文明昌盛的国家了，那时人们已经懂得冶炼铅：用黄色氧化铅的矿物粉末和木炭一块焙烧，就能方便地还原出金属铅来。铅是一种容易熔化（熔点 328℃）且柔韧的金属，很容易加工成各种形状的容器。那时普遍用铅管引水，用铅锅蒸煮食物。特别是在以蒸煮发酵葡萄的方式酿造葡萄酒时，不但用的是铅锅，而且在葡萄酒糟中还加入了一种俗称铅糖的碱式醋酸铅来消除过度的酸味。至于酿出来的酒也都存储在铅罐里，因此那时的葡萄酒普遍含有相当量的铅。古罗马帝国的皇帝多达 19 位都死于铅中毒，数十位王公不育，平均寿命还不到 25 岁。

大量使用铅的古罗马时期，也是一个武运鼎盛的时代。有历史学家认为，古罗马入侵不列颠的原因之一，就是那里的康沃尔地区拥有当时所知最大的铅矿。20 世纪末，检测格陵兰岛上一个永冻冰层钻探出来的冰芯后发现，从公元前 5 世纪到公元 3 世纪，地球大气层中的铅的含量要显著高过其他时期。这种大气层中铅高含量的现象，今天认为是古罗马人造成的。

在古埃及也有使用铅化合物制作化妆品的记录。发表在 2010 年 1 月《分析化学》杂志网站上的一篇文章报道了法国国家科学研究中心和卢浮宫博物馆联合科研小组的工作，负责人菲利普·瓦尔特对 4 000 多年前埃及艳后的眼妆进行了分析，发现眼妆是由铅粉和铅的化合物混成的。瓦尔特认为，微量的铅不会杀死细胞，相反还能激活免疫防御系统，防止炎症，使埃及艳后的眼睛更加深邃迷人。

中国古代有意识地使用铅比较晚，大约是从唐代开始的，那时从波斯传入的密陀僧（氧化铅，PbO）被用来入药。《唐本草》记述："密陀僧咸辛，平，有毒。"但另一些古药典则普遍记载：密陀僧内服能坠痰、止吐、止消积、止菌痢腹泻，定惊痫；外用治肿毒、口舌生疮、湿疹湿疮及狐臭等。另一种红色的铅丹是化合物四氧化三铅（Pb_3O_4），也用来入药。那时对铅化合物的所谓"毒性"也只停留在一般意义的理解上，毕竟作为医药使用的铅化合物，所涉及的面不宽。所以唐代以来，中国人受到的铅的危害未见有如古罗马帝国时期那样严重和普遍。

中国传统食品中有意添加铅化合物的，最主要的莫过于多代相传的松花皮蛋了。制作松花皮蛋时，除了必要的石灰、碱、盐、草灰、稻壳等固化鸭蛋蛋白的碱性材料以外，还要添加少量的密陀僧。这些材料用水调和成泥，包在鸭蛋外面成一层壳皮，经过一段时间的放置，密陀僧的铅会逐渐渗透到鸭蛋壳内，被卵清蛋白固定而形成松花状的铅蛋白结晶，镶嵌在鸭蛋白里晶莹剔透如同琥珀，这种皮蛋因此而得名曰松花皮蛋。近些年来为了防止铅的毒性，不再允许往固化剂里添加密陀僧，蛋白里的松花也就从此消失。曾经有人想用锌或铜的化合物来代替密陀僧，但始终未能成功复制出松花来，松花皮蛋也就从此成为历史烟云，剩下的只是带碱灰泥壳的皮蛋了。时至今日，市面上出售的皮蛋更简化了生产方式，取消了碱灰泥壳，而是用一种黑色的浓碱水浸泡出来的。

说到人类使用铅，还必须提到一种白色的微粉——碱式醋酸铅，它有极强的覆盖力，唐代以来中国妇女使用的妆粉，其中俗称"胡粉"、诗人则描述为"铅华"的，说的就是这种化合物。唐代诗人肖行澡有描写杨贵妃的美貌"铅华洗尽依丰盈，雨落荷叶珠难停"的诗句。明代汤显祖在其著名的戏剧作品《牡丹亭》中也有这样的描述："思汉广，洗净铅华，有风有化，宜室宜家……""人生不在初相逢，洗尽铅华也从容……""铅华""胡粉"在当时还是一种奢侈品，不是平民百姓所普遍需要和用得起的。

　　碱式醋酸铅和碱式碳酸铅当时都是名贵的白色颜料。在敦煌莫高窟，很多壁画中佛像的面部和肌肤，都是用这两种白色颜料涂绘的。碱式醋酸铅和碱式碳酸铅长期暴露在空气中，都会逐渐和空气里微量的硫化氢反应，逐渐生成黑色的硫化铅。这就是为什么经过了漫长的历史岁月以后，莫高窟壁画中的佛像多数都变成了黑脸的缘故。

　　为了保护文化遗产，近些年来有关部门完全换用现代的技术和涂料对敦煌的一些壁画进行抢救修复，虽然重绘出了古画当年的风采原貌，可是这种修复，抹去了历史沧桑的记忆，改换了壁画的质地，成了现代的复制品，自此也就失去了"古董"的内涵。其实苏联化学家涅克拉索夫教授在他的名著《普通化学》里，曾介绍过一种尽量保留古代原画质地的方法：用稀释的过氧化氢（双氧水）喷雾在画面上，黑色的硫化铅会慢慢转化为白色的硫酸铅，效果可以和当年使用的白色碱式醋酸铅相媲美。

铅中毒

　　18 世纪西班牙画家戈雅向来喜欢以甜美的人性和风

景入画。1792 年以后戈雅耳聋了，同时他的画风也发生了 180 度的转变，让人从中感受到了噩梦和残忍。有人认为，这和他抗议拿破仑 1807 年侵略西班牙有关，戈雅将题材转向讽刺拿破仑的假仁义和伪道德，批判战争的愚蠢和残酷。戈雅一生曾经患过 5 次重病及耳聋，后来的学者认为这些都与铅中毒有关。1930 年威廉医生认为，当年戈雅作画常以铅白—— 一种碱式碳酸铅的化合物打底，油彩中更常用红色的铅丹做颜料。戈雅作画时为了方便更换不同色彩画笔，常常用嘴同时叼着几支笔，威廉医生因此认为戈雅的病多是由于吃进颜料中的铅而引起的。

　　贝多芬一直患有腹痛、腹水肿，1827 年 3 月 26 日 57 岁时死于肺炎并发症。2000 年科学家分析了他的 8 根头发，发现其中铅的含量比正常人高出 100 倍以上。贝多芬究竟是怎样患了铅中毒的一直是个谜，有种种猜测，但是根据 2010 年对贝多芬头骨的最新研究表明，他头骨中铅含量平均值并不算太高，由此推测贝多芬很可能只是在去世前数月才铅中毒的。这和 2007 年 8 月 20 日《贝多芬杂志》发表的赖特报告相吻合。赖特称，瓦夫鲁赫医生为了缓解贝多芬腹水肿和肝硬化的痛苦，从 1826 年 12 月 5 日开始的 80 天内，先后四次给贝多芬进行腹穿刺，然后用含铅的药膏涂在伤口上。赖特对贝多芬几绺头发的分析显示，这几次治疗都对应着头发中铅含量的峰值。

　　中国历代皇帝为追求长生不老，长期服用所谓的长生不老仙丹，这些"仙丹"多由大量铅、汞、锡等重金属化合物炼成。历史上中国皇帝死于铅中毒者前后有 14 位之多。档案记载，清王朝雍正皇帝 58 岁即去世，与他服用丹药而引起铅中毒有很大关系。

我们现在知道，铅中毒会严重损害神经系统，引起精神分裂、痴呆、周围神经损伤，还会产生贫血、肝损伤和不育。对儿童的伤害更大，儿童长期暴露在含铅的环境中，会对其智商、记忆力产生影响。近年美国一项长期的观察表明，儿童时期过多地接触铅，会导致成年后暴力行为增加。

在现代社会，铅主要通过口腔的食入和呼吸道的吸入而进入人体。人体吸收的铅10%来自空气，30%以上来自受污染的水，而通过皮肤吸收的则很少，不会超过1%。进入人体的铅，开始阶段均匀分布于全身，40~50天以后，95%的铅都会转而富集到骨骼的表面。人体内的铅代谢十分困难，有报道说自然排铅的半衰期长达20年之久。

铅的污染

空气中的铅除了来自开矿和冶炼铅合金造成的烟尘以外，主要来自汽车的尾气。从20世纪20年代开始，汽车的汽油里就都添加了一种抗爆剂——四乙基铅，用以维持汽车发动机运转的平稳，因此汽车的尾气中就含有相当量的铅的有机化合物。其中大部分散落地面，污染植物，还有少部分极细的微粒飘浮在空气中被人体吸入。对于人体吸入含铅汽车尾气的程度，中华医学会深圳分会的研究人员于2001年10—12月期间对当地11348名学生进行了测试，发现65%的学生体内的铅含量超过世界卫生组织的标准。3~15岁年龄段的儿童中，年龄越大，体内的铅含量越高。

长期吸入含铅汽车尾气会损害人的大脑神经，容易使青年人出现攻击行为甚至犯罪。美国匹兹堡大学进行的一项研究发现，被拘捕的违法城市青少年体内的含铅量，比遵纪守法青少年体内的含铅量普遍高出 3 倍。纽约的福德姆大学在对 1 000 名年轻人的犯罪原因进行研究后也发现，体内含铅量高的年轻人，违法犯罪的概率也高。从1975 年以来，世界各国先后禁止在汽油中添加四乙基铅。我国于 2000 年 1 月 1 日宣布禁止使用含铅汽油。

一些地方浅层地下水的铅污染，主要来自废铅蓄电池的回收行业。蓄电池除了使用大量的金属铅做负极以外，还将一种棕紫色的微细粉末二氧化铅压在铅－锑合金的框栅中制成正极，电解质是稀硫酸。电池放电以后的产物是硫酸铅。一些废电池回收厂家和站点，遍地都是白色的硫酸铅，连同含铅的废水废液，造成铅的严重污染。由于铅蓄电池有生产工艺简单、性价比高、工作电压平稳、温度影响小等优点，因此被广泛用在汽车和非移动的电源上，在相当长的时期内恐怕很难被完全取代。

电子组件线路焊接广泛用到铅和锡的合金，因此废电子器件回收站的周边也是铅污染的重灾区。20 世纪末欧盟和日本开始立法，2001—2004 年陆续禁止使用有铅的焊料；我国的家电生产和出口厂家也必须遵从这一规定，否则产品不能进入西方国家。

此外，一些玩具厂商由于用廉价的氧化铅做油漆的催干剂，使得玩具带漆的表面含铅。幼儿如果常吮吸这种玩具，有引起慢性铅中毒的危险。一些质量低下的陶瓷常用氧化铅做黄色到橙红色釉质的原料，这类陶瓷不适于做食具。

法国《新科学家》杂志 2002 年 6 月 22 日报道：亚洲生产的蜡烛为了使烛芯燃烧时坚挺不倒和容易烧掉，常用铅化合物溶液在生产蜡烛前浸泡蜡烛的棉芯，所以烛芯的含铅量非常高。试验发现，一支蜡烛点燃 4 小时会使该房间空气中铅含量达到每立方米 6.2 微克，超过美国空气质量标准的 13 倍。

美国"安全化妆品运动组织" 2007 年 10 月 11 日公布了一项调查报告指出，美国制造的 33 种品牌的红色系列唇膏中，有 61%含铅量都远超过美国食品和药品监督管理局（FDA）的糖果含铅标准，其中涉及很多知名品牌。

人的皮肤有很强的自我保护能力，通过皮肤吸收进入身体内部的铅是极有限的。中国古代中上层妇女普遍使用"铅华"做面部化妆品，用红丹（四氧化三铅）来治疗皮肤病，无论从文献记载还是考古发掘来看，都未见有铅中毒的记录。

德国人约翰内斯·古登堡在 1440—1445 年制造出了第一台铅活字印刷机，从那时到激光照排发明以前，印刷行业一直使用铅字排版印刷。铅字用的是铅、锑、锡的合金，其中铅占 75%以上。排版工人整天用手拣排铅字，也很少见排版工有铅中毒的报道。

结 语

人类认识和广泛使用铅近两千年，直到近半个世纪，才真正认识到铅对人体的毒害。创造"无铅世界"，完全排除铅在工业产品中的应用看来是不太可能的。重要的是在日常生活中，要防范铅从呼吸道和消化道进入人体。

第十九章 听说过痛痛病吗？谈谈这病与镉的关系

许多元素及其化合物和人类机体的新陈代谢有着千丝万缕、不可分割的关系。有的在人体里大量富集，像钠、钾、钙、镁、铁等，人体需要它们，稍有欠缺，就会导致生理平衡的破坏，产生疾病。有的元素像锌、铜等只需微量，但在维持代谢平衡中却能起着很重要的作用。也有的元素大量时会对人体产生严重的毒害，但是微量时人体却又不能缺少它，绝对缺乏时还会产生致命的疾病，像锰、铬、硒、砷等。还有的化合物对人体只有毒害的作用，人体完全不需要它们，哪怕只吸收了微量，也会产生毒害，像镉和铅就是这样。

人类认识镉的历史

镉和铅这两种金属元素的性质、熔点、硬度和颜色都十分相近。这两种元素的化合物对人体都是有毒的。古代欧洲的炼金术士在两千多年前就熟悉提炼及应用铅和铅的化合物，而对于镉的存在却一无所知。直到 1817 年，镉才被德国的化学兼药学教授斯特罗麦伊尔博士所发现。这是因为镉总是分散地与锌、铅或其他重金属伴生在一起，没有独立的富矿。斯特罗麦伊尔博士是怎么发现镉的呢？其中有个有趣的过程。当时市场需要大量氧化锌用来做白色的颜料和药物，可是有些生产商就只卖白色的碳酸锌而不卖氧化锌。要说从碳酸锌转制氧化锌，其实再简单不过，只消加热到 300℃ 就行了。当时氧化锌要比碳酸锌贵得多，为什么生产商那么固执呢？原来他们的碳酸锌一加热就发黄，而纯的氧化锌应该是雪白的。斯特罗麦伊尔博士感到非常奇怪，就下决心寻找其中的原因。他排除了铁的干扰以后，认定其中必有新的物质才会使氧化锌发黄。经过多次的实验，他终于分离出了一种棕色的金属氧化物。最后再用木炭加热，还原制出了一种灰色的新金属。他想到这个新金属是和锌矿（Calamine）生在一起的，于是就将其命名为 Cadmium，中文音译为镉。

镉是一种灰色的软金属。自从发现它以来，一直不知道有什么用途，直到百年以后科学进一步发展，才发明了用它制造的可充电的镉－锌电池，并发现可以用镉的化合物制造半导体，以及配制许多重要的合金。从此，镉的重要性和价值陡然上升了，但它对人体是有害还是无害并没有太多人关注。

转折发生在第二次世界大战以后的日本。战败的日本百废待兴，被毁坏的工业需要迅速恢复，环境的污染也随之加重起来。在日本本州北部富山县旁边有一条叫神通川的河流，1946 年发现该河流域有相当多的农民患上了一种奇怪的病，患者几乎全是绝经后的妇女，病症表现为腰、手、脚等关节极端疼痛。随着病程的发展，患者骨骼软化、萎缩，四肢弯曲，脊柱变形，骨质松脆，甚至咳嗽都能引起骨折。与此同时患者还会产生严重的贫血、尿糖升高、尿蛋白升高和肾脏衰竭，最后卧床不起直至死亡。1946 年日本的长泽博士对神通川旁边的旧宫川村进行了调查，发现患病者共有 44 人。另外一位博士 1955 年对同一流域的妇中町旭野地区进行了调查，发现患病者共 255 人，其中 128 人已死亡。调查结果发表在 1955 年 8 月 4 日的《富山日报》上，并将这种怪病称为"痛痛病"。报道称，对病死者尸体的各个部分的灰分分别进行了分析，发现各个器官中的镉普遍超过正常人许多倍，其中骨骼灰分中的镉含量最高，超过正常人骨灰分中镉含量达 160 倍。研究的结论是：痛痛病的发病多半源于镉中毒。

镉是怎样进入人体，
又是怎样产生毒害的?

日本三井金属矿业公司在神通川上游一直就建有一座炼锌厂，炼锌厂排放的废水中含有大量镉的化合物，整条河都被炼锌厂的含镉废水污染了。痛痛病其实早在第二次世界大战以前的 1931 年就有发现，但并未引起人们注意，只是战后工厂锌产量提高以后，问题才变得严重起来。当地的农民用河水灌溉稻田，水稻吸收了镉，而产出了"镉米"。自然界一些植物常有选择性地吸收不同元素化合物的特点，例如蕨类植物选择性吸收砷，而水稻恰恰选择性吸收镉化合物的能力很强，这就使得当地以大米为主食的居民发生了镉的慢性中毒。

此后，日本的学者对镉中毒的机制进行了细致的临床研究。发现镉进入人体以后，与肾脏中一种称为金属硫蛋白的特殊蛋白质结合特别紧密，很难代谢掉，其排泄的半衰期长达 30 年以上。因此，即使每天摄入镉的量很低，也会陆续导致积累中毒的后果。镉对肾脏的毒性，常会导致钙的吸收不良而引起骨的软化。近些年的动物实验表明，镉对肾细胞线粒体的损伤是该病发展的一个关键因素。

临床上痛痛病主要发生在日本当地的妇女中，而对于男性即使有镉中毒的迹象，也很少爆发出痛痛病的典型症状。这是因为妇女绝经后雌激素减少，平时就是骨质疏松的多发人群，在这种情况下，就更是增加了痛痛病发病的概率。

1968 年日本厚生省公布了医学界综合临床、病理、流行病学、动物试验和分析化学临床研究的结果，明确指出痛痛病的发病就是当地居民长期食用"镉米"的结果。

镉污染的致癌风险

镉的中毒还不止于产生痛痛病。美国《洛杉矶时报》网站 2012 年 3 月 15 日报道的美国癌症研究协会（ACR）的一则研究结果显示，饮食中的镉与妇女患乳腺癌的高风险有关。在 55987 名受调查的更年期后女性中，镉摄入量多的 1/3 的妇女，比摄入低的 1/3 的妇女，患上乳腺癌的风险要高出 21%。法国全国卫生科学研究所的德米特里·戈尔德宁研究小组在 2002 年 6 月 8 日《自然遗传学》杂志上也曾发表研究报告称，长期接触低剂量的镉将会提高致癌的风险。他指出，人体内有一种叫"错配修复"的机制，这种机制有搜寻并修补被损害的基因、防止基因突变的作用，但机体长期吸收镉将破坏这种"错配修复"的机制。戈尔德宁还指出：另一项研究表明，长期接触少量的镉还会使细胞 DNA 受损的数量增加 2 000 倍。

怎样控制和防止镉对水稻的污染？

严格控制污染的源头当然是最主要和根本的手段，但如果能研究培育出一种不吸收镉的水稻新品种，应该是一件极有意义的事。美国科学杂志《植物细胞》2012 年 5 月 16 日网络版登载了日本冈山大学资源植物科学研究所马建锋教授研究组的一篇论文，报道说，通过使特定基因失去功效的办法，培植出了一种不吸收重金属镉的水稻。在同一镉污染的土壤中对比栽种了这种水稻和普通水稻，结果表明，这种新水稻的稻草和稻米中的镉含量降低到了普通水稻的 1/10 以下。

日常生活中可能遇到的镉污染

除了食用镉米会引起慢性中毒以外，人们有可能接触到镉化合物的情况之一，就是陶器表面的釉质。20 世纪一些陶器生产作坊为了获得熔点低和带黄棕色的釉质，在配料中常用到氧化铅，其中带入了一定量的氧化镉。甚至还有一些作坊为了获得深棕色的釉质，而有意在釉料中加入氧化镉，这样带釉的陶器表面就会含有较大量的镉。美国几年前就发现有在玻璃杯的彩绘中使用镉釉料的情况，2010 年 6 月 4 日美国快餐业巨头麦当劳宣布，在全美召回 1200 万只旨在为电影《怪物史莱克 4》做宣传的、单只售价 1.99 美元的玻璃杯，因为杯上彩色的图案中就发现有镉。

结　语

日常生活中可能遇到的镉污染的机会并不多。合法的生活用品和食物基本不会有镉污染的风险。但市面上陶瓷用品鱼龙混杂，知道镉的毒性及其化合物的一些常识是有必要的。那些深黄和深棕色釉料的搪瓷和瓷器最好不要用来直接接触食品。

第二十章 从秦始皇陵中的水银湖说到汞

秦始皇陵的卫戍部队兵马俑出土已经好多年了，可是考古部门对那个占地 56 平方千米的皇陵土山本身却迟迟不敢发掘。其中主要原因固然有工程浩大和文物保护措施能否跟得上的顾虑，还有一项使文物考古工作者止步不前的，却是司马迁在《史记》中描述地下皇陵 15 句话中的一句："……以水银为百川江河大海……"

水银的学名"汞"是古为今用的一个词，它的蒸气极毒，到时候怎么发掘皇陵，不得不事先考虑周到。可是司马迁的那句话究竟是否属实，考古学家需要考察个究竟。1981—1982 年，他们对皇陵土山封土面上汞蒸气的浓度进行了测定，发现这里汞的浓度超过封土周边远处土壤达 8 倍之多（图 20-1）。这里距地下宫殿垂直距离至少还有 40 米深，那么可以想象地下宫殿里汞蒸气的浓度该会有多大，不用说，那密封宫殿里的汞蒸气肯定是饱和的。水银河里汞的量据估算足有上百吨！这在今天也是一个天文数字。根据西汉的一些典籍记载，汞当时是用铅从丹砂（硫化汞矿）里还原出来的。炼出这么多的汞需要多少吨的矿石？又会有多大的工作量？据考证，汞矿石是从陕西旬阳和四川东南部运来的，运输量又有多大？这一切简直不可思议！

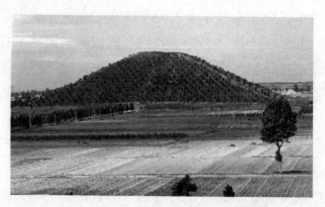

图 20-1 图中的小山为秦始皇陵顶部的封土。
封土表面汞蒸气浓度比周边远处高 8 倍

汞蒸气毒性到底有多大？当年多少炼汞工人中毒死亡？古籍里并没有记载。在地球的发展史中，汞蒸气的剧毒曾经让地球上的生物几乎有过一次灭绝。2012 年 1 月加拿大《地质学》月刊里有一篇报道，卡尔加里大学的科学家说，2.5 亿年前的二叠纪是火山活动最激烈的时期之一，火山喷发常释放出汞蒸气，那时释放的汞蒸气是现在火山的 30 倍之多，导致海中 95% 的生物灭绝。今天地壳表面中发现的汞矿石，都是那个时代喷发出的汞蒸气形成的。

人类认识汞的历史

早在秦始皇之前的战国时代，距今 2 500 年左右，中国古人就懂得炼汞了。考古发掘出的战国时代的文物，就有用汞的特征。1987年包山二号战国楚墓出土的鎏金人擎铜灯，就充分说明战国时期古人已熟练掌握了鎏金技术。这里说的鎏金技术与汞又有什么关系呢？原来，所谓鎏金，就是在青铜器上用汞齐镀金的技术。该技术首先将黄金溶在水银里搅成糊状（称为"金汞齐"），然后擦涂在青铜器上形成一层合金，最后用柴火加热赶去容易蒸发的水银，剩下的黄金就牢固地附着在青铜器上了。

鎏金这一古老技术甚至沿用至近代，特别对那些较大的青铜器和佛像镀金是很有效的。北京故宫里清代消防蓄水用的大青铜缸表面就是鎏金的，尽管被民初军阀乱兵刮掉了大部分的鎏金层，但从刮剩残迹中依然能想象得出水缸当年的金碧辉煌。中国古人还发明了用汞在金矿泥里溶出黄金，最后加热赶走汞得到黄金的技术。这一技术在今天一些非法开采的小金矿里仍在应用，常造成汞的大面积污染。

汞的毒性

古人对汞容易挥发的性质早就了解，例如东汉时代成书的《参同契》里就有记载："河上姹女（注：汞的隐名），灵而最神，见火则飞，不见埃尘。"当时将汞作为炼丹的原料之一，自然不会认为其对人体有害，因此也不可能在古籍中查到汞蒸气有毒的记载。至于那时有多少工匠死于汞的中毒，更是无典籍可查。

现代工业技术中和汞蒸气接触比较多的领域，主要是汞矿的开采和冶炼。在工业设备中用到大量汞的，是含汞的整流器和汞真空泵。而在现实生活中，人们能够接触到的除了水银温度计和水银血压计外，近年来发展的荧光灯、节能灯的灯管中也含有少量的汞。

汞蒸气的比重很大，通常富集在静止空气的下部，空气未经搅动，汞蒸气不会像烟雾那样自行逸出窗外。所以身体矮的儿童，更容易吸入较多的汞蒸气。当你在室内不慎打碎了水银温度计，特别是水银量多的血压计时，落地的水银会撞碎成无数的细珠，那是很危险的。因为汞珠越细，汞的表面积就越大，汞也就越容易蒸发。

如果遇到这种情况，你需要十分仔细地将碎的汞珠尽可能都收集起来。很小的汞珠可以用眼药瓶的滴管吸起来。平地上极细的汞珠可以用不干胶带来粘，缝隙中落入汞的微粒最好使用一根擦亮的焊锡丝来蘸，这是因为锡和汞在室温下很容易互溶生成合金。总之，要用一切办法收集起所有能看得见的汞，不可掉以轻心。最后，对付那些肉眼看不见的微细汞珠，还要用一块半湿的抹布将方圆数米的范围擦一遍，擦一两下就拿到户外用力抖净，再继续擦。

我们数十年来一直在使用的荧光灯以及近年来发展的节能灯，现在已经上升为日常生活中汞污染的一大源头。节能灯管里封入了微量的汞，目前每只灯管含 3~6 毫克的汞，灯管两端的电极放电时，汞蒸气会被激发出紫外线，紫外线再激发灯管内壁的荧光粉而发光。节能灯的发光效率很高，和白炽灯比较，在同样的亮度下，节能灯只需白炽灯 1/5 的电能。这无疑就是节能灯当前广受青睐的理由。但是，亿万只节能灯管分散在城市的每一个角落，日久天长，残破废弃含汞的节能灯管该如何收集？这种含汞有毒的垃圾又该如何处理？诸多的问题已经引起联合国有关部门的忧虑。

2013 年 1 月 19 日，140 个国家达成了限制汞排放公约。公约用日本水俣湾这个最初汞中毒产生水俣病的地方的名字命名，称为《水俣公约》。公约指出，要逐步淘汰大量含汞的日用品，包括荧光灯和节能灯。总之，在目前仍盛行节能灯的情况下，灯管更换或在室内不慎打碎时，尽管没有发现汞珠，也应该特别仔细小心地将旧灯管或碎片加以收集和处理。

汞的中毒首先源于吸入了汞的蒸气。长期吸入低浓度的汞蒸气，容易引起慢性汞中毒。慢性汞中毒临床表现主要是精神 - 神经的症状，包括手和头颈部的震颤以及口腔齿龈肿胀出血、牙齿松动等等。如果短时间内吸入大量的汞蒸气，就会引起急性中毒，出现口腔炎、咽喉炎和胃肠炎，呕吐物和粪便常有血性黏液和脱落的坏死组织。在 3~4 天后甚至在 24 小时内就可发生急性肾功能衰竭，同时可伴有肝脏的损害。

汞及其化合物的用途

长期以来，牙科医生都用银汞齐来填补患者龋齿和牙齿上的空洞。将银的粉末和水银各半调和，二者就融为一体，成为软泥状的银汞合金（常称之为"银汞齐"），填入牙洞后银和汞渐渐生成银 - 汞的化合物（Ag_4Hg_5 和

Ag_5Hg_4）而固化。这种补牙的方法已经使用了 150 年，美国每年有 7000 万人补牙时使用这种材料。由于这种材料中含有 50% 的汞，部分汞会缓慢地被食物中的有机酸溶解而随食物咽入腹中，因此人们担心它可能会对神经系统和肾脏造成损伤，近年多改用高分子合成的树脂材料。不过发表于 2006 年 4 月《美国医学杂志》上的一篇文章报道：有 534 位需要补牙的 6~10 岁儿童参加了临床试验，一半的儿童补牙使用银汞合金，另一半使用合成树脂材料，研究持续了 5 年。研究的负责人、波士顿新英格兰研究所的索尼娅·麦金利研究员说："从智商以及其他反映脑功能和肾功能的因素来看，实验结果表明，银汞合金和合成树脂是完全一样安全的，没有发现因食入了微量的汞而损害儿童的大脑和肾脏的迹象。"

不过牙科医生因为长期和汞打交道，倒常有慢性汞蒸气中毒的报道。这也是近年来多改用合成树脂牙科材料的原因之一。但是，微量的银和汞的离子都有很强的灭菌效果，银 – 汞合金填补的齿洞，数十年也绝少出现龋败，这是合成树脂材料所远远不能企及的。

自然界汞的化合物如朱砂（又名丹砂、辰砂，化学成分为硫化汞）、三仙丹（氧化汞）都是中国古代常用的矿物。纯的朱砂颜色鲜红，研细的粉末是一种贵重的颜料。古代皇帝在奏折上的"朱批"用的就是这种颜料。块状的朱砂以其致密沉实和色彩鲜艳，也常被直接雕刻成艺术品珍藏。汞的这些化合物因为在水中的溶解度很小，也不易蒸发，所以对人体表现不出毒性，在中医里倒是常有用做药物的实例。例如《本草纲目》中就有朱砂能镇静、催眠、抗惊厥，三仙丹治中脘气滞、痰涎不利之说。

一些汞的化合物随着在水中溶解度的加大，对人体的毒性也随之表现得明显起来。汞的氯化物有两种：第一种叫氯化亚汞，又名甘汞（Hg_2Cl_2）。氯化亚汞分子中的汞离子呈一价，在水中溶解极微，对人体基本无毒，常用于医药行业，微量汞离子还有驱虫和通便的作用。六七十年前有一种非常畅销的儿科药叫鹧鸪菜，用来驱赶儿童腹内的蛔虫和消食化积，里面就含有一味甘汞。1949 年以后有关部门未准予鹧鸪菜注册，自此该药在内地绝迹。香港目前仍有鹧鸪菜销售，但似已取消了其中甘汞的成分。

第二种叫氯化汞，又名升汞（$HgCl_2$）。氯化汞分子中的汞离子呈二价，它不但在水中的溶解度较大，还很容易溶解在有机溶剂和脂肪中，因此对人体有很大的毒性。口服升汞 0.1 克就能引起严重的中毒症状，0.5～1.0 克就可致人死亡。升汞常用于医药、电池、印染、木材保存等行业。升汞对人的真皮细胞有抑制黑色素形成的功效，对增白皮肤效果很明显。一些不法的厂家不顾使用者的健康，为追求短期的效果，在生产的美白霜化妆品里添加了大量的升汞，结果引起使用者汞中毒，报端屡见有中毒者的诉讼。2011 年 11 月 21 日《钱江晚报》报道：一位杨女士因双腿浮肿、尿频尿急到宁波大学医学院附属医院就诊，初诊疑为肾病综合征和急性膀胱炎。后尿检发现含汞严重超标，杨女士在发病前曾使用过一款网购化妆品。经宁波市疾控中心理化检验所检测，这一化妆品套装里共 7 件产品，其中 4 件的汞含量严重超标，一款晚霜的汞含量竟然超标 17 万倍。为了让使用者美白而在化妆品中违规添加汞的化合物绝非个例，使用化妆品的女士们不得不提高警惕了。

汞的污染和水俣病

毒性更大的化合物是汞的有机化合物——甲基汞。一起严重的甲基汞中毒事件曾发生在日本九州熊本县的水俣市。

1932年，水俣市一家化肥厂为了增产乙醛，使用了大量氯化汞和硫酸汞做催化剂，反应过后催化剂回收不善，许多催化剂随废水排进了临近的水俣湾内，随后都沉淀在湾底的淤泥中。汞化合物受水底微生物的作用，最后转化成了甲基汞。甲基汞具有脂溶性的特点，易透过生物膜在生物体内蓄积，通过食物链最后陆续富积到鱼类和其他动物体内。20世纪50年代水俣湾地区陆续出现神经系统疾病患者，表现出口腔炎、肢端麻木、步行困难、上肢震颤、视力和听力障碍、精神失常等症状。经过调查证实，该病是长期食用被甲基汞污染的鱼类和贝类所致的汞中毒，该病被定名为水俣病。在日本，水俣病受害者多达3万人，有记录在案的死亡人数为1 784人。生存下来的中毒受害者苦不堪言，他们有的要在轮椅上度过余生，有的则只能在地上爬行苟延残喘。

在美国、伊拉克、巴西、印度尼西亚以及我国松花江部分地区，由于汞的污染，也产生过甲基汞中毒的病例。

2006年4月30日，水俣病正式被确认。50年后，在日本水俣市建立了水俣病慰灵碑，病逝者被刻上名字的有

314 名。实际上病死人数远不止于此，许多死者家属担心受歧视，不愿意在碑上刻上病逝亲人的姓名。

结　语

在人类进化过程中，一切完全不参加这个进程的化学元素及其化合物，对现代的人体来说多半会呈现出毒性。毒性的大小，往往取决于它在水中的溶解度和在空气中的挥发度，例如液态的汞及其化合物的毒性大小就是如此区分。在日常生活中，人们对汞及其化合物毒性的认识非常不足，防护意识尤其薄弱。最让人忧虑的莫过于当前城市和农村广泛使用的节能灯或荧光灯，每只灯管中都含有少量的汞。废旧和破碎灯管的处理实在应该引起有关环保部门的高度重视了。

第二十一章 从毒胶囊说到铬

2012 年，中国曾发生的一桩特大新闻，后来被媒体称作"毒胶囊风波"。即一些地方的明胶厂利用皮革的边角废料来生产明胶，转而售给胶囊厂生产封装粉状药物的胶囊。这样生产出来的明胶甚至还流入了食品行业，添加到果冻、冰激凌、酸奶等食品中。这件事在社会上引起了轩然大波，一时间人心惶惶，闻铬色变，人们不敢服用胶囊药物，也不敢食用果冻和冰激凌。为什么用皮革废料生产的明胶会和铬扯上关系？铬到底有没有毒？这就不得不先从皮革的鞣制说起。

皮革是铬与胶原蛋白反应的产物

动物的皮主要由纤维性的胶原蛋白所构成，与水有很大的亲和性，所以用水蒸煮动物的皮可以做成肉皮冻或胶水。鞣制皮革就是用物理或化学的办法，让胶原蛋白变成疏水的蛋白纤维，这样就从"皮"变成了"革"。革的性质稳定，疏水蛋白纤维疏松透气而又不受水的溶胀影响，这样就可以用来缝制皮衣和皮鞋。鞣制皮革的方法有很多

201

种，其中有一种鞣制高质量皮革的方法叫铬鞣。用铬的化合物或铬酸盐溶液和胶原蛋白反应，就能生成稳定的铬蛋白纤维皮革。这就是皮革的边角废料里会大量含铬的原因。

制衣和制鞋工厂剩下的皮革边角废料堆积如山，怎样回收利用这些边角废料是个很急迫的问题。将皮革废料重新回收成胶原蛋白，显然是个合理的选择。怎样从皮革废料再做回胶原蛋白呢？这只需用石灰水彻底浸泡皮革废料，其中铬蛋白纤维中的铬酸根离子就会与石灰水中的钙结合，生成不溶的铬酸钙分离出来；洗去铬酸钙，就得到了粗的胶原蛋白；再经过酸处理、洗涤、蒸煮等一系列步骤，就制成了明胶，这是一种分子量分布很宽的多肽分子混合物。显然，这样生产出来的明胶很难完全除掉铬，其中的铬含量会远大于国家规定的不超过 2 毫克 / 千克的标准。

1998 年以来，我国有多篇被专利局批准的专利报告就叙述了用皮革废料再生明胶的方法。专利中明确说明高铬明胶可用做食品的添加剂……广泛用于皮冻、奶糖、冰激凌、医药胶囊等产品中，还可使广大消费者安全适宜地增加铬的摄入量，达到调节血糖的目的……不过工信部 2010 年 11 月 22 日发布的食用明胶标准，却严禁使用制革厂的任何皮革废料生产明胶。这种矛盾的说法究竟是怎么回事？铬究竟对人体安不安全？

"六价铬有毒"说法的由来

此说源于欧洲议会和欧盟理事会于 2003 年 1 月通过的一项 ROHS 指令，ROHS 是"限制在电子电气设备中使用某些有害物质"的英文缩写。"有害物质"一共列了 6 种：铅、镉、汞、六价铬、多溴联苯（PBB）和多溴二苯醚（PBDE）。

六价铬有毒之说何以得到特别的关注并广为流传？这要牵涉到 2000 年 3 月一部美国电影《永不妥协》的上映。影片叙述了美国历史上一件真实的案件，女主人公与一家排放六价铬废水污染水源的工厂斗争，坚忍不拔，最终获得了胜利。

2007 年 5 月 16 日，美国国家环境卫生科学研究所的国家毒理学项目也发布报告说，被污染饮用水中的六价铬会使实验鼠许多部位出现肿瘤的概率大大增加……重铬酸钠浓度越高，肿瘤的发生率也越高。由于发布 ROHS 的机构过于权威，所以这一指令影响极大，几乎其他所有行业均以此马首是瞻。可是，国际发展协会（IDA）早在 2001 年 11 月修订的《铬的健康安全和环境指南》中却曾指出三价铬对人及动物的致癌性证据不充分，可认为毒性很小。这就让人摸不着头脑了，铬到底有毒还是没毒？三价铬和六价铬的关系又是怎样的？

铬化合物中铬离子通常比较稳定的价态有两种：Cr^{3+}（绿色至紫色）和 Cr^{6+}（黄色至橙色）。铬酸、重铬酸盐中铬是六价，存在于黄色的铬酸根（CrO_4^{2-}）或橙色的重铬酸根（$Cr_2O_7^{2-}$）之中。鞣制皮革时常用到三价铬化合物羟基硫酸铬（$CrOHSO_4$），更常用到的是六价的铬酸钠或重铬酸钠，不过后者还是会被胶原蛋白还原成三价的铬离子（Cr^{3+}）。皮革废料制的明胶中，残存的都是三价的铬离子（Cr^{3+}），根本不存在有六价的铬（CrO_4^{2-}）。极端地说，即便人饮入少量铬酸盐、重铬酸盐溶液或被其污染的水，由于人的胃液是强酸性的，加上胃里的食物，少量的六价铬都会被还原为三价的状态，不会有在消化道里保存六价铬的可能性。医院临床报道的铬中毒，显然就是高剂量三价铬本身引起的。那种所谓"六价铬有毒，三价铬无毒"的说法都是不准确的。在工业实践中，和六价铬接触较多的除了制革行业以外，还有铬电镀、镀锌层钝化、印染和不锈钢的电焊等行业，在这些行业里倒是需要防止鼻腔吸入铬和皮肤接触铬带来的伤害。

　　欧洲议会和欧盟理事会的 ROHS 指令本来只是针对电子行业的生产而制定的，但是这样权威的机构孤立地制定了这条指令，却没有考虑其他行业的实际情况以及与电子行业的关联，其科学性和可行性备受质疑。其实，工业生产中更需要限制的毒物和污染环境的物质比比皆是，都与电子行业有剪不断的联系，不是简单限制几种元素和化合物就可以解决问题的。例如在 ROHS 指令中限制含铅的焊锡，其实铅只作为焊锡中不到一半的成分进入电子设备的焊点中，而用铅量高过电子设备上万倍的汽车铅蓄电池却通行无阻，不在受禁之列。对于汞的限制更是矛盾，在 ROHS 指令出台以后，紧跟着 2007 年 3 月 9 日欧盟春季首脑会议却又决定，从 2009 年规定之日开始禁止生产白炽灯泡，全面推行使用节能荧光灯。但是，这种节能灯每支灯管都含有 3~6 毫克的汞！

至于特别标出的六价铬，主要存在于电镀铬的铬酸电解液中。铬在电子电器设备中一般只出现在表面电镀层和不锈钢的成分中，是不溶于水的金属合金。在电子电器设备及其制造工艺中，根本就不会用到六价铬的化合物，ROHS 难道是想给电镀行业设限或者禁止使用镀铬的零部件？铬鞣皮革时常要用到六价铬的铬酸盐，ROHS 或是想给皮革行业设限禁止生产铬鞣皮革？工业生产过程中各个行业之间都是互相紧密关联、互相渗透的，不可能关起本行业的大门来孤立地行事。ROHS 指令的出炉与其说是出于对环境的保护，倒不如说是借此对电子产品建立起更高的贸易壁垒。因为欧洲各国大多是电子产品的消费国，而生产厂家多在新兴国家。ROHS 设限的获益远不及它引起的混乱。

显然，ROHS 的设限对其他行业并不应具有约束力，关键是其他行业"自作多情"，唯马首是瞻，不加分析地给自己套上了紧箍咒。

微量三价铬是人体不可缺少的营养元素

在工作场所能接触到的六价铬（可能有铬酸酐、铬酸盐和重铬酸盐等），对人体的伤害主要是刺激或灼伤皮肤和呼吸道。进入体内的少量六价铬最终都会被还原为三价铬，已如前述。高剂量的三价铬进入人体会引起中毒，但并未见到有确切的临床报告公布。

　　说了许多关于铬的毒性和对它的限制，实际上，微量的三价铬还是人体不可缺少的营养元素。严重缺铬反而会产生一系列的症状，例如胰岛素分泌异常、血糖升高、尿糖、胆固醇和甘油三酯升高等等。

　　糖尿病分为两种，即1型和2型。1型是先天性遗传病，患者体内缺乏胰岛素，在儿童期发病；2型不是遗传病，发病年龄多在中老年。大多数糖尿病患者是2型。其原因之一就与缺铬有关，所以2型糖尿病与饮食结构密不可分。美国加州大学戴蒙德教授的研究结果指出：铬是葡萄糖耐受因子的组成部分，对调节体内糖代谢、维持体内正常的葡萄糖耐受起重要作用。人吃进的淀粉会水解为葡萄糖，在胰岛素和铬的作用下完成糖代谢。缺乏二者之一，都将产生糖尿病。

　　研究表明，糖尿病患者血中的铬含量与健康状况良好的人相比明显偏低。一份研究报告指出，对8名血糖难以控制的糖尿病患者，每天给以20微克的铬，连续5周后他们的血糖明显下降。中国学者的一项研究也指出，每天给糖尿病患者补充1 000微克的2-吡啶甲酸铬，4个月后，患者糖化血红蛋白降低了2%。

　　铬不但影响糖的代谢平衡，对胆固醇和脂肪的代谢也起着重要的作用。一项临床试验表明，对一组志愿者长期予以烟酸（维生素B_3）服用，另加服200微克的铬，8周后胆固醇降低了4%；另一组服用800微克的铬，胆固醇下降了18%。

　　通过对羊、鸡和老鼠的研究表明，铬有助于增强肌肉、消除脂肪。一项试验给42名足球运动员的饮食中补充铬，6 周后测量发现，他们的肌肉增加了、脂肪减少了。另一项研究是把 154 名体重略超重的人分成两组，进行双盲试验。一组食物中添加铬，另一组则不加，72 天后发现服铬组的人明显体重降低，脂肪减少，肌肉增加。

美国全国科学技术委员会下属的食物和营养委员会（NAC/NRC）提出，正常的人体每天需要 50~100 微克的铬。绝大多数的人，特别是老年人容易缺铬。一般认为，肉类、海产品和啤酒酵母中含铬。人体每天铬的消耗是不停的，因此需要不断补充。

结　语

铬与人体健康的关系是那么复杂和微妙。"毒胶囊"的量很轻，含铬更少，我们无须为吃下了几粒"毒胶囊"而惊慌失措。但是，禁止皮革废料回收的明胶大量流入食品行业是应该的，以防止消费者食入过量的铬。

退一步说，这种含铬明胶仍然有着宝贵的其他工业用途，例如用于板材、家具、火柴、饲料、造纸、纺织、丝绸、印染、印刷、涂料等行业。皮革废料的利用也是一种资源回收，有利于国民经济，有利于就业。

第二十二章　免疫功能强大是否可以免于得癌？

人体免疫系统的功能主要是自动对付外来的入侵者，"寻找与摧毁"那些入侵的异种，包括病毒、细菌和原虫等外敌。这个人类机体在长期进化过程中形成的保护体系极为重要，如果没有它，人类在自然界中细菌、病毒和原虫的围攻下根本就无法健康生存。

艾滋病（AIDS，全称为获得性免疫缺陷综合征）患者由于被人类免疫缺陷病毒（HIV）破坏了机体的免疫细胞，无法对抗任何形式的感染，因此会罹患并死于其他致命的疾病，但并不会直接死于 HIV 病毒感染。高血压病、心脏病、糖尿病甚至癌症等一系列现代文明病产生的原因则完全不同，都不是"外来入侵者"引起的，而是由于机体自身某些重要平衡遭到破坏造成的，所以免疫系统实在难以对各种类型的文明病起作用。把高血压病、心脏病、糖尿病甚至癌症等等文明病的产生简单归因于免疫力低下，实在是冤枉了免疫系统。

人体免疫系统内最重要的成员白细胞中的 B 细胞、T

细胞和吞噬细胞（包含巨噬细胞、粒细胞和单核细胞）的主要任务，是对付入侵的细菌和病毒，发现、捕捉和吞噬它们。现代文明病的产生和发展可以说和免疫系统的任务并不搭边。免疫功能十分健全的人，可能很少罹患由病毒、细菌引起的疾病，例如感冒和各种炎症等，但是却不能保证他不患冠心病、糖尿病、骨质疏松甚至癌症等现代文明病。

难以理解和存在争议的，是对免疫细胞与癌细胞间关系的认识。

免疫细胞和癌细胞之间的关系：非敌似友

如果说免疫系统和文明病中的冠心病、糖尿病、骨质疏松、肥胖等等完全没有关系的话，那么它与癌细胞之间却有一种非常奇怪的关系——非敌似友。

免疫力正常的人并不能排除罹患癌症的风险。白细胞对于入侵的细菌和病毒等容易识别，但是对于癌细胞，白细胞的识别能力常常会出现问题。因为癌细胞是由自身正常细胞异化而来的，和体内正常细胞相比，除了快速和不停地增殖以外，它并不带有特殊的异体标识。面对带有自体标记而行为却又有点诡异的癌细胞，免疫细胞往往临阵犹豫，分不清癌细胞和正常细胞之间的差别，难以采取行动，有时甚至产生"助纣为虐"的结果。

2006 年 8 月 15 日《纽约时报》报道，纽约斯隆－凯特林癌症研究所癌症生物学和基因学项目负责人琼·马萨格尔博士指出："有证据表明，巨噬细胞这种白细胞看来会帮助癌细胞定植。人们一度认为，在发生癌细胞转移的地方之所以发现大量巨噬细胞，是巨噬细胞在和癌细胞作战。但现在认识到，并不是那么回事，巨噬细胞在某种程度上帮助了癌细胞的扩散。"2011 年 7 月美国《临床》杂志在线发表了中国广州军区武汉总医院章必成博士的一项研究报告，报告也指出：以往多认为巨噬细胞是人体对付癌细胞的第一道防线，但是最新研究表明，在肺癌中巨噬细胞非但不能发挥抗肿瘤的作用，反而可能通过诱导淋巴管生成，促进肿瘤的侵袭和转移……这些报道的内容都很让人吃惊，很值得进一步深入进行临床研究。可以看出，免疫细胞对付癌细胞完全不是简单地"寻找与摧毁"，而是存在一种非敌似友的复杂关系，人们完全不应该直觉地把癌细胞当做细菌、病毒一类的异种来对待和认识。

不少学者认为，在正常情况下，人体的免疫细胞会不停地在身体各处巡逻，杀死变异的细胞，防止癌症的发生。美国癌症研究所一位负责人就曾说："功能低下的免疫系统无法快速识别和摧毁这些癌细胞，因此可导致癌细胞在人体内无法控制地蔓延开来。"如果按照这种认识进行推演，得到的结论就只能是：免疫力强或正常的人，体内就不应该有癌细胞存在。这确实是许多学者的经典看法，但这种认识和临床事实并非完全相符。

免疫细胞和癌细胞之间的这种非敌似友的关系，给研究者开发抗癌疫苗和抗癌免疫疗法的前景蒙上了一层阴影。

抗癌疫苗是怎么回事?

难道癌症的发生与免疫系统的盛衰就完全没有关系吗?应该说没有直接的关系,但与某些病毒或细菌的感染却有着某种间接的关系。例如,大约5%的癌症与某些病毒的感染有关:疱疹病毒家族成员的EB病毒与淋巴瘤的产生有关,乙型肝炎病毒与肝细胞癌的发生有关,人乳头瘤病毒与子宫颈癌的发生有关,幽门螺旋杆菌与胃癌的发生有关,等等。这究竟是一种什么关系?一种新的观点认为:癌症产生的根源,在于人体中癌细胞增殖与其凋亡速率之间的平衡被破坏。正常的人体内也普遍潜藏着大量的癌细胞,它们与机体相安无事,并不会爆发肿瘤,但由于某种原因癌细胞大量增殖,超过了安全数量的极限时,就会出现肿瘤。如果这时人体某些器官受特定的病毒或细菌侵害,产生了"薄弱的节点",大量的癌细胞便容易在这里聚集、落脚生根、快速增殖而爆发肿瘤。所谓"薄弱的节点",也就是诸如上面所述的EB病毒感染的淋巴结、乙型肝炎病毒感染的肝脏、人乳头瘤病毒感染的子宫颈等。这些薄弱节点起着提前引爆癌症的引信作用。如果增强人体的免疫功能,有力地对抗这些病毒或细菌的入侵,使人体免于感染,不产生这些"薄弱的节点",就会减少癌细胞聚集落脚和迅速增殖的机会。

2007年5月《柳叶刀》杂志曾报道了一种宫颈癌疫苗,是2005年由默克公司首先推出的。这种疫苗的作用主要是强化了人体对人乳头瘤病毒感染的抵抗力,减少了

"薄弱的节点",从而让发生宫颈癌的概率降低了。其意义虽十分重大,但却并非是一种能够直接对抗宫颈癌细胞的疫苗。

医学文献中还有类似的"抗癌疫苗"的报道。临床上这种"疫苗"确实大大降低了某种特殊癌的发病概率。但是,如果这种"疫苗"真正能起到直接抗癌的作用,那么它就不应该仅仅只对一种癌症例如宫颈癌有效,而应该多少具有对抗多种癌症的普遍作用。

癌的免疫疗法是怎么回事?

试图利用免疫疗法来治疗癌症的临床报告屡屡见诸文献。美国维克森林大学医学院研究员崔征在 2007 年 9 月 20 日美国《新科学家》杂志上发表了他治疗癌症的"免疫细胞疗法"。这种疗法凭借向癌症患者注射他人的免疫细胞来治疗癌症,当时号称有望在两年内攻克人类的癌症。他的试验根据是:对多只老鼠注射了大量的 S180 癌细胞,结果几乎所有的老鼠都得了癌症,但其中却有一只健康无恙。崔征认为,这只老鼠有极强的抗癌免疫力。他在报告中称,他用这只老鼠的免疫细胞治愈了其他患癌的老鼠。他的这项研究结果被美国医学界惊呼为"可以利用他人免疫细胞来消灭癌症患者体内的癌细胞,为攻克人类的癌症带来了新希望"。

崔征的人体临床试验得到了美国食品与药品监督管理局(FDA)的批准,在 22 名癌症患者身上进行了注射他人强效免疫粒细胞的试验。但是多年过去了,崔征的人体临床试验并没有下文，没有人知道这项令人翘首以待的临床试验最后得出了什么样的结果。不过，北京肿瘤医院名誉院长徐光炜教授在他的《肿瘤可防可治》一书第 194 页上指出："人类的癌症均是自发的，即使在意外的情况下，人体内被植入了他人的癌细胞，也绝不会生长。"

免疫力"异常强悍"造成的错乱

白细胞家族成员"作战"的规则，就是容忍标有自体标记的细胞，而吞食或摧毁标有异体标记的细胞。对于白细胞来说，首先第一个任务就是要快速和准确地区分面对的细胞是自体的还是异体的。如果免疫功能低下，对入侵的异体不能识别，或者反应迟缓而不发动攻击，又或无力发动攻击，那么入侵的异体细菌或病毒就会大量地繁殖开来，让人体发病。这就是为什么免疫力低下的人群容易患传染性疾病的道理。但是，是否免疫功能越强越好呢？也不是。在特殊情况下，免疫系统有时也会发生"异常强悍"的错乱，出现敌我不分的情况，将自体也看成敌人而发动攻击，并会由此产生种种自体免疫性疾病，例如系统性红斑狼疮、类风湿性关节炎等等。

免疫功能难以量化而且影响因素多多

人体的免疫功能可以通过检验体液的各种抗体，以及 T 细胞和 B 细胞等白细胞数量及其活动能力得到大致的了解。但是，怎样来量化？迄今为止，医学上还拿不出一个综合指标来。加利福尼亚大学旧金山分校的研究人员甚至认为，人类的免疫功能是有"弹性"的。他们发表在2007年4月25日美国《身心医学》杂志上的文章称，免疫功能除了和自身健康状态有关以外，还受其他因素，例如外来压力的影响。他们对100名失业人员和另外100名就业人员进行了对比，4个月内不断检测他们血样中巨噬细胞的数量及活动能力，结果发现，失业组人群中检测的数据要显著低。但是，其中1/4的人在重新找到工作的一个月后，血样中巨噬细胞的数量及活动能力就又恢复到了正常的水平。他们由此找到了一个时间界限十分清晰的"压力期"，能够记录下随着压力源消失，免疫功能逐渐恢复的整个过程。这项研究给人们以很大的启示：当一个人长期承受很大的压力或者情绪长期低落的时候，更容易患病。

结　语

"免疫功能"或"免疫力"是那么耳熟能详，但看来又那么神秘而难以清楚地界定，于是就常成为一些患者自我解嘲的口头禅。人们纷纷寻找提高免疫力的补品和药剂来抵抗百病，那些自诩能提高免疫力的保健品因此登堂入室。其实，健康的生活习惯是维持身体良好免疫功能的根本：远离烟酒；饮食少荤多素，少粮多菜，尽量杂食，足量饮水；经常进行体育锻炼，沐浴阳光；保持乐观精神。如此足矣。不从保持健康的生活习惯开始，而企图用药物和保健品来提高免疫功能实属舍本逐末之举。

第二十三章　谈癌不必色变

　　癌症这个古老的顽症，如今依然是人类难以驱除的梦魇。国际癌症研究所 2006 年曾经发表年度报告说，当年欧洲新增癌症病例 320 万，其中 170 万人死亡。关于癌症治疗的进展和前景则更加让人悲观。

　　美国前总统尼克松曾在 1971 年签署了《国家抗癌法案》，宣布政府拨款 2 000 亿美元，调集 200 多位专家学者的队伍集中突击，要在 5 年内攻克癌症。一场"抗癌大战"就此打响，但是随后多年，法案执行起来步履艰难，美国抗癌的研究几乎看不出有明显的进展。许多人们期待的抗癌新药也只能使患者的生命延长几个月，而花费却非常大。研究人员始终也没能弄清楚癌症扩散的原因。癌症研究的停滞不前，使美国政府在花费了 690 亿美元以后，于 2003 年终于冻结了对癌症研究的资助。时至今日又多年过去了，世界上每年新增的癌症患者仍以千万计。有 90% 的癌症患者死于癌细胞的扩散，一旦癌细胞转移，患者存活的概率并不比 1971 年尼克松总统对癌症宣战时大多少。

　　美国总统奥巴马在 2016 年的国情咨文中又重新提出，

要把治愈癌症作为一项新的登月计划去实现，让美国成为一个彻底攻克癌症的国家。但现实让不少学者对"寻找与摧毁"癌细胞，杀敌三百、损兵一万的治疗方法产生了质疑。医生对晚期癌症患者所能做的"成功的"治疗，也只是尽可能地多延长几个月的生命。

在这种情况下，近年来逐渐形成了另外一种趋势，即转而更重视防癌，对于癌症的治疗只求"与癌共存"，不奢望彻底治愈。2007年4月9日美国《时代》周刊曾经发表过一篇题为"与癌共存"的文章，引述洛杉矶加州大学癌症研究中心药物学教授约翰·格拉斯比很有代表性的话："从20世纪80年代开始，观念发生了变化。我们现在意识到，应该把癌症作为一种慢性病来治疗，这样就可以把注意力放在提高患者生存质量上，而不是非要把病治好。"

上海中医药大学的何裕民教授2008年出版了一本专著——《癌症只是慢性病》。他结合中医药的治疗阐述了类似的观点："老年人的癌症只不过是一类慢性病，它是衰老过程中难以避免的一种生理异常，或者说是生理过程，就像衰老一样。"

还有一种声音，则是无奈之下逆来顺受的呼吁。英国一位深孚众望的医生理查德·斯密斯在2014年12月31日的《英国医学杂志》周刊上坦率地写道："我以为死于癌症是最佳的死亡方式……躲开野心过大的肿瘤学家吧，让我们停止浪费几十亿的资金试图治愈癌症，因为这只可能导致我们以恐怖得多的方式失去生命。"

人们不禁要问，世界上是否真的就存在无解的难题？

防治癌症的不成功，究竟是医学水平的不足，还是我们对癌症这种特殊疾病在认识上走入了误区？

人类认识癌症的历史

现代医学真正认识癌症的历史很短，在吸烟的习惯广泛流行以前，人们对癌症发生发展的认识不多。1761 年开始，才有医生认识到癌症是一种特殊的疾病，1810 年第一次有了对肺癌的专门描述。1878 年德国发表过一份患者尸检的统计报告，患肿瘤的病例中恶性肿瘤只占 1%。1912 年在全世界文献资料中有记录在案的恶性肿瘤病例，也就只有 374 例。1929 年德国医生弗里兹·李亨特指出了肺癌和吸烟的关系，从而掀起了欧洲反对吸烟的运动。1950 年出版的《英国医生研究》第一次列举出了肺癌与吸烟之间可靠的流行病学证据，后来 1964 年美国外科医生总会正式给吸烟者提出了戒烟的建议。

自从医生们开始认识到癌是一种特殊的疾病以来，医学领域就不断研究报道癌的发生和扩散的原因以及治疗的方法。早期的医生都认为癌症仅仅是由致癌物质引起的。1775 年英国的外科医生珀西瓦尔·卜特发现，打扫工厂烟囱的工人常有患阴囊癌的病例，他认为这与这些工人下体长期暴露在烟囱的煤烟里有关。后来，1915 年日本的山极胜三郎和市川弘一在兔子的耳根上涂抹煤焦油三个月，结果一年后兔耳涂煤焦油的部位发生了癌变。许多类似临床结果的发表，引领了 20 世纪上半叶研究化学药物致癌的热潮。1941 年美国癌症研究所（NCL）调查了 696 种化合物，认为其中 169 种可能会致癌。

1953 年脱氧核糖核酸（DNA）的结构被发现，1966年世界上第一个基因序列的测定完成了，此后癌症研究者的兴趣开始转移到病毒、基因致癌的研究上。

这一趋势源于 1958 年美国国家卫生研究院（NIH）的莎拉·斯图尔特和伯妮斯·艾迪两位学者的研究。她们从老鼠白血病的组织中分离出了一种叫 polyoma 的多瘤病毒，并且发现将这种病毒注射入老鼠体内会引发整个身体的多种肿瘤。

此后，1962 年休斯敦的两位学者发现，感染呼吸道常见的腺病毒能够引发年轻仓鼠的肿瘤；1964 年丹尼斯·伯基特提出，EB 病毒与淋巴瘤的发生有关；到了 1972年，哈拉尔德·豪森发现，约 70% 的子宫颈癌首先是由人乳头状瘤病毒引发的，他认为人乳头状瘤病毒会导致人类癌症。

类似的报告陆续发表，使得许多学者群起致力于病毒致癌的研究。当时在美国癌症研究所负责人的要求下，国会专门拨款 1 000 万美元，用来寻找导致人类癌症特别是白血病（血癌）的罪魁病毒，于是"特殊病毒致癌计划"诞生了。20 世纪 70 年代，医学领域的学者普遍相信，致癌病毒能够将其基因信息沉积在被感染细胞的染色体中，所以研究者们纷纷开始寻找致癌的病毒，许多著名的实验室都加入了这类研究的竞赛。

"特殊病毒致癌计划"计划从 1965 年持续开展至1978 年。可是远没到 1978 年，研究的热潮却一下就凉了下来。临床统计证明：在欧洲和北美，研究者设想的、可能引发癌症的绝大多数（＞95%）病毒与癌的发生根本就没有关系。而与癌症发生有关的、剩下的这些不到5%的病毒，只不过是一些特殊癌的"诱发因子"或者"辅因子"，并不是直接致癌的因素，其中包括 EB 病毒（与淋巴瘤的发生相关）、乙型肝炎病毒（与肝癌的发生相关）、人乳头状瘤病毒（与子宫颈癌的发生相关）、T 细胞白血病病毒（与成人 T 细胞白血病的发生相关）等等。

虽然"特殊病毒致癌计划"不成功，但还是奠定了各种类型病毒研究的基础，对认识与癌的发生有间接关系的一些人类病毒有很大的帮助。

20 世纪 80 年代开始，又兴起了从分子生物学水平研究癌症的高潮。美国人毕肖普和沃尔努斯因首次发现原癌基因而获 1989 年的诺贝尔奖。此后，学者对基因和癌症的关系的研究趋之若鹜，除了不断发现多种致癌基因外，1994 年以后又陆续发现了多种抑癌基因、细胞的自杀基因和 DNA 修复基因等等。这样，近 20 年来逐渐发展出了一套有关肿瘤发生和发展的新的基因理论。

癌症发生、发展的现代基因理论

这个理论可以简单叙述如下：与细胞分裂有关的基因如果受到伤害或者产生了突变，细胞就会失控地生长。有四个关键类型基因控制着细胞的分裂过程：致癌基因告诉细胞何时分裂；抑癌基因告诉细胞何时不要分裂；自杀基因控制细胞的凋亡，告诉细胞如果自身有哪点不正常时就自杀；最后，DNA 修复基因指导细胞修复被损伤的 DNA。

当一个细胞的基因发生突变，不能自行修复有损伤的DNA，阻碍了抑癌基因的功能，而又不能自杀时，癌细胞就应运而生了。正常的细胞沿着程序的路径生长、分裂和凋亡，但是癌细胞不按程序死亡，而是不断地分裂增殖，这就导致大量不正常细胞失控地生长。随着时间推移，经过数年到十数年，失控生长的癌细胞就会堆积形成团块或包块而成为肿瘤。

癌细胞是否以及如何扩散
是现代基因理论的短板

癌细胞的转移扩散是肿瘤发展过程的关键行为，90%的癌症患者死于癌细胞的转移扩散。癌细胞为什么会转移？是怎样转移的？怎样防止癌细胞的转移？这些一直都是全世界相关科学家共同关注的焦点，目前也仍是基因理论最不确定、最存疑的部分。

近20年来发表的关于癌细胞的转移的论文有数百篇，众说纷纭，很多论文都声称"第一次发现了癌细胞扩散的线索……有望最终克服癌症"，并且许多论文还为权威的《自然》杂志所收录登载。这些文章虽然都拿出了一定分子生物学的根据，但是总的来说臆测程度更高。无论哪一种学说，一次露面后就再无声息，不见后续文章的发表，更未见他们真的找到阻止癌细胞扩散转移的方法。

2005年12月6日《自然》杂志刊登了一篇文章，作者是康奈尔大学的戴维·莱登教授。他表示，他的研究小组发现了癌细胞从原发部位向人体其他部位转移的机理，即肿瘤会向新的部位先派去"特使"，这是癌细胞转移的早期步骤，"特使"决定了癌细胞的继发部位。如果能拦截这些"特使"，或用药物阻止它们的活动，就能有效预防癌细胞的扩散。

2006 年 8 月 5 日，美国《纽约时报》引述纽约斯隆-凯特林癌症研究所癌症生物学和基因学项目负责人琼·马萨格尔博士的报告说：据估计，一个直径约 2/5 英寸（约 1 厘米）的肿瘤，每天有 100 万个癌细胞与瘤体分离。癌细胞通过微血管进入血液，直到它终于能从微血管出来进入一个新器官的组织。一个器官肯定是在某种程度上愿意接纳癌细胞，才会发生癌细胞转移。它对后者设置的障碍越少，癌细胞就越容易成活。

2012 年 10 月《自然－通讯》杂志刊登了美国麻省理工学院（MIT）科学家的文章，称发现了癌为什么会扩散的线索：癌细胞有很强的黏附性，这使得癌细胞能够紧贴在载体上。但是有一些分子会在癌细胞和它黏附的载体之间发生反应，使癌细胞在原发肿瘤地点松动而离开原位，开始转移并黏附在新的地方。研究者说，如果能有一种方法阻止癌细胞黏附在新的地点，就能避免癌细胞的转移和生长成次生的肿瘤。

2013 年 6 月 16 日《自然－细胞生物学》杂志报道了伦敦大学一个研究小组的工作：他们用正在发育的青蛙和斑马鱼胚胎细胞，模拟癌细胞和健康细胞的相互作用，发现不同的胚胎细胞有一个追逐、一个逃跑的现象。研究小组的负责人罗伯托·梅厄认为，癌细胞和健康细胞也会在身体内相互追逐。他表示："以前没有人知道癌症为何扩散，现在我们认为已经发现了扩散的原理。如果情况确实如此，那么研制出阻止这种相互作用的药物就会比较容易，从而让肿瘤保持在一个地方不扩散。"

2015 年 1 月《自然 – 通讯》杂志刊登了日本京都大学附属医院特聘副教授原田浩小组的一篇文章。文章称，他们发现 H1F1 基因在癌细胞转移过程中发挥着重要的作用，而乳腺癌中 UCHL1 基因的表达水平越高，H1F1 基因就越活跃，癌细胞的转移就会加剧。研究小组认为，如果能抑制 UCHL1 基因的表达，就会抑制癌细胞的转移，并认为这一发现有望促进开发抑制癌细胞转移的药物。

还有很多发表在有影响的科学杂志上的文章，描述了癌细胞怎样从"原驻地"出发，经历种种旅程到达目的地并落地生根的过程，看起来犹如童话"癌细胞游记"。然而癌细胞转移的学说以及有关癌细胞漫游的生动的描述，对防止癌细胞的扩散转移，始终也没有起到真正意义上的指导作用。

对这些学说有极大讽刺意味的是发表在 2012 年 3 月 27 日《自然》杂志上的一篇另类文章。文章的作者美国安进公司全球癌症研究工作负责人格伦·贝格利博士说：他的小组的 100 名科学家共同进行了一次详细的调研工作，结果表明很多有关癌症的基础研究（很大一部分来自大学的实验室）都是不可靠的。他的科研小组对享有盛名的实验室发表在一流杂志上的 53 份"里程碑"式的研究论文进行了鉴定，结果发现其中 47 项研究结果根本无法重复。贝格利找到了这些论文的作者，对他们说："我们把你的论文一行一行、一个字一个字地读了一遍，还把你的试验重复了 50 遍，但得不出你的结果。"可许多作者的回答却都惊人的类似："我做过 6 次（或 n 次）试验，虽然其中只有一次能得出想要的结果，但还是将其写入论文中了，因为这会是一个完美的故事……"

癌细胞是否以及如何扩散的机制，始终是现代基因理论的短板，基因理论难以自圆其说。在这种情况下，学术界产生了另外一种观点：不过分追究癌细胞发生、发展和转移的微观分子生物学过程，而从较为宏观的角度对癌症的发生、发展和治疗进行探索。

对癌症发生、发展认识的新探索

1. 人体正常情况下无害地存在着一定的癌细胞，只有癌细胞数量增加超过一定界限时才会爆发肿瘤

新的观点认为：除了遗传的因素以外，人体中的癌细胞是在某种条件的影响下，由自身正常细胞异化分裂而来的，不是从外入侵的。人体除了少数几种特殊细胞以外，正常细胞增殖的速度与凋亡的速度基本处于一种平衡的状态，所以身体细胞的总量在一个时期内大体上是维持相对稳定的。但是人体数以亿计的正常细胞在分裂过程中由于受某种条件（例如基因突变）的影响，会有部分细胞（不会仅仅只有一个细胞）产生分化障碍，不成熟地分裂继而异化成癌细胞。

绝大部分的癌细胞都在不停地进行分裂增殖，而且增殖的速度要远大于它们死亡的速度。这种不停地分裂增殖，就会使人体内癌细胞的总数增加。由于癌细胞是自发产生的，不带有异种的标记，所以免疫系统对这些"异常分子"往往熟视无睹，不会采取措施。一个健康的人体内特别是血液系统和淋巴系统内，都会自然产生和遍布着数以万计的癌细胞，对人体并不会造成伤害。

2. 肿瘤常常首先发生在"薄弱节点"

当癌细胞的数量大大增加时，聚集的癌细胞为了夺取营养，就会在机体的某一个地点，快速集中增殖而形成肿瘤。癌细胞容易聚集生根的地方，常常是机体薄弱的地方，例如受乙型肝炎病毒影响而硬化的肝脏、被人乳头瘤病毒感染的子宫颈、生长腺瘤性息肉的大肠、被烟草中炭微粒沉积和尼古丁损伤的小支气管黏膜鳞状上皮、患萎缩性胃炎或被幽门螺杆菌感染的胃、异常增生的前列腺和乳腺等等。于是，这些"薄弱节点"就常成为典型肿瘤的原发地。随着机体中癌细胞的数量更大量地增加，所有的"薄弱节点"就有可能陆续或同时爆发肿瘤，而这种现象，很可能就是"癌的转移"了。其实癌细胞的扩散是普遍的、绝对的，无所谓转移。

"薄弱节点"可能是原有的，例如遗传的缺陷，但多半是后天新产生的，例如由不正常的环境和生活习惯所造成的。肿瘤一旦生成，癌细胞就会不断增殖，裹挟着一部分正常细胞长大，长大的肿瘤同时也就是一块大量向体内释放出癌细胞的次生源。肿瘤中的癌细胞与体内游离的癌细胞互为表里，密不可分，肿瘤的增大或萎缩也是体内癌细胞总数增减的反映。

显然，肿瘤的爆发要有两个条件：一是机体内癌细胞的总量够大，二是有"薄弱节点"存在。关键还是癌细胞的总量，这是第一位的。

有更多的正常细胞分裂异化为癌细胞，是癌细胞增量的源头。说癌细胞不死是不可能的，只是它的分裂速度比正常细胞快得多，分裂次数也要比正常细胞多，这是体内癌细胞总量增加的动力。

在癌细胞不断增加的情况下，"薄弱节点"的存在会引发肿瘤的提前爆发。消除了"薄弱节点"，例如进行了有效的治疗，能暂时抑制或推迟肿瘤的爆发，但这也只能是对付肿瘤爆发的权宜之计。当癌细胞大量增殖到机体所能容忍的极限时，即便不存在明显的"薄弱节点"，也总会有一个或一些地方"溃决"而爆发肿瘤，来势可能会更加凶猛。这也可能是某些患者一经发现恶性肿瘤，就已经是晚期的原因。

3. 癌症的发生和发展有进有退，并非只是单行道

癌细胞的数量并不总是单向一味不停增加的，事实上在环境和条件优化时，癌细胞的数量不但不会增加反而会减少，癌细胞还有转化回正常细胞的可能。

美国斯坦福大学的科学家在 2004 年 10 月 10 日的《自然》杂志上报告说，他们对老鼠进行的一项研究表明，如果"关闭"老鼠体内一个特殊基因的活性，减少其促生蛋白质的量，就可以使老鼠的癌细胞转变为无害的正常细胞。

2009 年 8 月 28 日，《英国癌症杂志》发表了英国曼彻斯特大学和索尔福德大学研究人员的一份报告。他们发现，在混合培养的健康细胞和癌细胞中加入一种"激酶抑制剂"后，健康细胞和癌细胞的表面就会建立起信息传递

通道，随后健康细胞似乎"控制"了癌细胞的生长，癌细胞最终会停止无序繁殖扩散，变回和正常细胞一样。

2015 年 8 月 24 日，潘诺斯·安娜斯塔希亚迪斯博士发表在《自然－细胞生物学》杂志上的一篇报告称，她发现了让癌细胞实现"逆生长"回到正常细胞的方法。在正常细胞中的 miRNA 会诱导产生一种名为 PLEANK7 的蛋白质，这是调节细胞分裂的重要因子。如果产生 PLEANK7 的蛋白质机制失调，细胞生长就会随之失去控制。安娜斯塔希亚迪斯表示："我们已经在一些恶性肿瘤中开展了实验，包括乳腺癌以及膀胱癌。通过提高细胞内部的 miRNA 的水平，我们观察到已经癌变的细胞随后会逐渐恢复到良性状态。"

…………

医学文献中还可以见到一些类似的文章。科学家们认为：癌细胞原本就是正常细胞由于分化障碍、分化不良所产生的，在一定条件作用下，分化障碍的过程被抑制，癌细胞应该有可能向正常细胞逆转，成为正常的细胞。这些文献说明了一个事实，癌细胞的发生、发展进程并非只是"单行道"。

发表在 2007 年 9 月 20 日英国《新科学家》杂志的一项研究报道说：往老鼠体内大量注射一种被称为 S180 的癌细胞，许多老鼠罹患并死于癌症，但其中部分老鼠虽然很快形成肿瘤，但巨大的肿瘤却在随后的日子里逐渐消失。这些老鼠竟然迅速恢复了健康，开始了正常的活动。且不论肿瘤消失的过程和原因是什么，这项实验的意义就在于：形成肿瘤的癌细胞总数在大大增加以后，还是有可能再迅速减少的，并不总是单方向一味地增加。不过目前这些报道仅来源于在动物身上进行的实验，临床上还需要进一步深入观察。

关于癌症患者体内肿瘤的自行消退，世界上也有过为数不少的报道，这种肿瘤消退的现象说明癌细胞的数量可以减少。泛美癌症治疗中心的科学家对 1900—1972 年间大量的医学文献进行了搜索，统计结果表明：在癌症患者中约有 10% 的人会发生肿瘤自然消退，而且一经消退，便极少复发。2009 年 10 月 20 日的《美国医学会杂志》，发表了美国国家卫生研究院（NIH）预防部副主任巴尼特·克雷默博士的一篇文章。他在文章中称，20 多年来对乳腺癌和前列腺癌的检查数据表明，许多小肿瘤在未被检查出来的情况下如果放任不管，并不会带来什么问题，它们注定会停止生长或萎缩，甚至（至少在一些乳腺癌病例中）消失。克雷默并不赞成"癌症的发展是单向的"这一说法，即癌细胞一旦产生注定一步步发展，最终必然成为恶性肿瘤。他表示："人们的老观念认为，癌症是单向的线性发展过程……这是不对的，癌症是动态发展的过程。"约翰斯·霍普金斯大学医学院乔纳斯·爱泼斯坦博士说，睾丸癌中就有肿瘤消失的现象，虽然这种现象不常发生，但它的确发生过。

肿瘤的生长、缓进、爆发、缓退、停滞（良性肿瘤）、萎缩、消退，以及它们之间发生的相互转换，都不是一种像疮疖、溃疡那样的局部现象，而是反映了全机体内癌细胞总数的变化，也反映了体内癌细胞增减速率的变化。

4. 影响体内癌细胞数量增减的因素

人体内癌细胞数量减少，从逻辑上讲只有两种可能：一种是癌细胞总体数量的增加速度已经低于其死亡的速度，另一种就是有大量癌细胞逐渐变回了正常细胞。

能影响癌细胞数量增减变化的，除了遗传因素以外，环境或生活方式的影响特别巨大。

人的种种基因，就是在进化过程的环境中形成、适应而被固化并传于后代的。进化过程中的人类是极为杂食的动物，人类祖先的食物种类比任何一种动物都要丰富，他们整日采食嫩叶鲜果、树皮果核、昆虫鸟蛋、兽肉鱼虾等等。为了求得食物，他们终日奔跑狩猎，上树下水，捉鸟捕鱼，沐浴阳光，曝身雨露，练就了适于生存的身体。人类就是这样进化的，所有这一切已经被固化，形成了维持身体健康不可或缺的条件。

然而在不到一万年前，进化的过程有了一个突变，人类学会了耕作和畜牧而进入农业社会，人类的饮食习惯变得单一起来，从杂食变得更加偏重于淀粉和肉类，维持杂食变得困难了。人体基因的变化赶不上生活习惯的迅速改变，这就可能造成基因受损，进而影响到细胞的正常分裂。

如果说这是最终导致细胞分裂异化和非正常增殖的一个重要原因的话，那么从农业社会开始以后，特别自17世纪工业革命以来，太多与进化过程格格不入的物质进入人体，则是另一个重要因素了。

人类进化过程中所不熟悉的物质进入人体，对基因的维护原则上是无益的，多半是有害的。这些物质主要包括人工化学合成的种种食物、药物等。现代人类为了对抗疾病而开发出的各种合成药物，大都是在人类进化过程中不曾遇到的，因此在食下这些食物以及追求药物的疗效的同时，决不应忘掉它们可能损害基因的另一面。

通过呼吸道进入人体的有害物质，最常见的要数烟草燃烧产生的烟雾。烟草进入人类生活不足 500 年，是人类在进化过程中不曾接触过的东西，它燃烧过程中的各种产物，对人体基因会造成很大的伤害。工业废气污染的空气也是人类基因受损的一大因素。

随着科学的发展，人工制造的强烈电磁波种类繁多，从 X 线到伽马（γ）射线的种种辐射，因为波长极短穿透力极强，所以穿透人体时也会对基因造成很大的伤害。例如乌克兰切尔诺贝利和日本福岛的核电站事故造成大规模核泄漏，释放出放射性元素，它们裂变时的主要产物就是 γ 射线，人群受到强烈辐射造成了癌症的爆发。医疗领域中常应用 X 线和 γ 射线来探测肿瘤和杀死癌细胞，虽然尽量控制使用的强度，但这些射线仍然是一把双刃剑，在杀死癌细胞的同时也伤害了正常细胞的基因。过量使用的话，就有可能使更多的正常细胞分裂异化为癌细胞。

科学研究使人们越来越清醒地认识到，除了一些遗传因素外，环境条件对癌细胞的增殖起着决定性作用。

2011 年 12 月 7 日，《英国癌症杂志》发表了伦敦大学玛丽女王学院流行病学家马克斯·帕金的一篇文章。文章中说："许多人认为癌症是命中注定的，或'存在于基因之中'，是否得癌完全是命运使然。在研究了大量的例证以后，显然 40% 的癌症是由我们通常有力量改变的事情（环境）引起的。我们没有想到，食用蔬菜和水果被证明对预防男子患上癌症如此重要。在女性中，我们没想到体重超重比酒精更易引发癌症……"世界癌症研究基金会负责科研的主管蕾切尔·汤普森对此评论说："这项研究使我们现在掌握了充足的证据，表明我们患癌的风险是由我们的生活方式决定的。"

癌症的治疗

现代医学治疗肿瘤的"三板斧"是：外科手术、放疗和化疗。早些年常采用单科的治疗，现今愈来愈多采用综合治疗的方法：外科手术切除肿瘤，用化疗和放疗手段破坏肿瘤、杀死周围组织和身体中残存的癌细胞。

为了防止肿瘤不断长大而破坏周围的组织，用外科手术切除肿瘤和肿瘤浸润的周围组织，常常是医生的首选。为了防止残存癌细胞浸润的组织没有被切除干净以及可能发生的癌细胞扩散，医生普遍的建议就是进行化疗和放疗。但即便如此，要想完全杀灭全身的癌细胞也是不可能做到的。

据医学界的一项统计：肿瘤患者在手术及放、化疗后3个月内复发转移的达50%，半年内复发转移的达69%，3年内复发转移的高达80%，即1~3年内是复发转移的高危期；3~5年复发的占10%，5年以上复发的只有10%。因此，治疗后能够维持5年以上生命的患者，就被医学界认为是已经"治愈"。但是除了少数患者死于并发症以外，大多数患者最终还是死于癌症的复发。这说明杀绝癌细胞是不可能的，癌细胞总会在它条件适合的时候继续增殖。

　　肿瘤手术后的放、化疗治疗方案在当今医学界虽已经形成了固定的模式，但事实上医学界内部对此一直存有争议。美国肿瘤协会在 2001 年就曾公布，对 60 岁以上的恶性肿瘤患者，不提倡做放、化疗。因为人越老，肿瘤的恶性危险程度就越低。而且本来老年人自身免疫力就比较差，难以承受放、化疗对免疫细胞的大量杀伤，放、化疗反而会缩短他们的生存期。北京国际抗衰老医学中心主任黄又彭教授根据国外统计资料指出：通过放、化疗治疗组与不治疗组的对比，后者的生存期反而比前者至少延长 1/3，生存质量也更高。

对肿瘤治疗方法的评价

　　癌症医疗的"三板斧"中，只要条件许可，外科手术常常是医生的首选。癌症患者虽然体内癌细胞的数量众多，但肿瘤本身却是癌细胞最密集的地方。外科手术干脆利落将肿瘤切除，可以说是对"癌阵线"的最大打击，几乎使其兵员（癌细胞）总数损失大半。"癌军"要想重新"集结建立根据地"形成肿瘤，就需要扩充兵员（癌细胞），这需要时间和条件。手术后的缓冲时期，是癌细胞集结和治疗反集结斗争的休整期。怎样能使癌细胞的兵员得不到补充，是休整期治疗的关键任务。方法只可能有两种：一种是继续尽量杀灭体内残余的癌细胞；另一种则是抑制新的癌细胞生成，使癌细胞的数量日益递减。或者，二者兼而用之。

化疗或放疗，是尽力杀灭体内癌细胞的一种选择。有时配合外科手术进行术后的治疗，有时作为单独的手段或相互配合来实施治疗。但是无论是放疗还是化疗，其负面效果临床报道多多。为什么会这样？

放疗和外科手术治疗肿瘤有一个共同的特点，即都是局部除掉或消灭肿瘤的方法。外科手术用的是手术刀，而放疗用的是所谓的"射线刀"，包括泛称的伽马刀、X刀、超声刀、射频刀等。但是所有的"射线刀"都不能像外科手术那样干脆利落地切除拿走肿瘤，而只能是聚焦于肿瘤，破坏肿瘤细胞，让它死在那里失去活性，等待人体吸收消除残骸。伽马刀和X刀用的是波长极短的电磁波，穿透肌肤直至肿瘤，一次大剂量聚焦覆盖肿瘤的面积，也就只是一片直径2~4厘米的圆，所以它们只能适用于较小的肿瘤。超声刀和射频刀则是利用聚焦点的高温效应来"烧死"癌细胞。由于皮肤、肌肉和骨骼都会阻挡超声和射频波的穿透，因此治疗时只有用导线或探针将发射头插入患者体内来照射肿瘤，直到肿瘤细胞完全失去活性，形成一个"痂"。

所有放疗的手段在操作时都不能像外科手术时那样直观，而必须依靠CT或核磁共振成像（MRI）等来勾画肿瘤的可视边界。而肿瘤的浸润边界却是无法观察到的，因此治疗时只好聚焦于较大的范围以防止肿瘤碎片和癌细胞漏网。这样"宽打宽算"的结果就是难免滥杀无辜，牺牲掉大量的正常细胞。毕竟肿瘤是个立体不规则的块体，尽管近代医疗仪器发展了立体监测技术，实现了高精度对肿瘤的立体照射，但大量正常细胞的受损仍然不可避免，这样也会提高正常细胞产生癌变的风险。

化疗的原则和放疗以及外科手术都不一样，化疗是一种全身性的治疗方案，通过食入或注射入体内某种天然提取或合成的药物，利用癌细胞对正常细胞一些特性上的差异来更多地消灭癌细胞。尽管如此，可利用的这些差异也不足以使化疗药物对癌细胞有精确的选择性，在正常细胞数量悬殊地高于癌细胞的情况下，即便"杀敌一百，损兵三万"也算得上巨大的胜利了。近些年来发展了一些新的靶向药物，也只不过是略微提高了杀灭癌细胞的比例，并不能从根本上改变这一尴尬的局面。

肿瘤的发生是全身性癌细胞的集中爆发，肿瘤的扩大或缩小反映了体内癌细胞总量的增减。在化疗的初期我们往往可以看到肿瘤的缩小，这说明体内癌细胞的总数必定有所减少。但是，不断地进行化疗并不能持续使体内癌细胞减量，这是因为癌细胞会逐渐出现对药物的耐受性。即便更换新的药物，这种现象依然会再次出现。另外，癌细胞增加的原因没有解决，停药后往往在不长的时间内，癌细胞数量就会出现强力的反弹。而且化疗展开的是全身性的"战斗"，受影响的不仅仅是癌细胞和肿瘤，全身细胞都会受影响。在杀灭癌细胞的同时，除了牺牲掉大量正常细胞外，还会损失无数的免疫细胞，使得患者的免疫力大大降低，更加虚弱，更容易罹患其他疾病。

相对于放疗和化疗，外科手术切除肿瘤对全身的负面影响相对较小。但当肿瘤出现在一些危险和不宜手术的部位，或者出现多发性的肿瘤时，外科手术就受到了限制，这时就只能求助于放疗或化疗了。

前文我们说到，肿瘤治疗的三板斧无论单独用还是交替配合应用，都只属一种必要的应急措施，治疗肿瘤最重要的，还是设法降低体内癌细胞的数量。

癌症的康复之途——
我们有办法不得癌症吗?

为什么癌细胞会大量增殖?

冰冻三尺非一日之寒，肿瘤患者一定是长期背离了人类进化过程中所习惯了的那个环境或条件，使得机体长期严重缺失了那些本不该缺的东西，或者是长期增加了那些本不该有的东西。这看上去只是一种说教，但是肿瘤患者确实应该反思自己的生活习惯。而且肿瘤患者应该树立信心，因为癌症并不只是单向发展的。

那么癌症患者体内缺的都是些什么，又多了些什么呢? 这个问题谁也无法全说清楚，有意义的做法就是遵循人类祖先生活的精髓，修正自己的生活习惯，这是一种降低癌细胞总数的可行和可操作的方法。浓缩为一句话就是: "人，杂食的动物，是在阳光、水和运动的扶持下进化的。"

下面有一个生动的例子能够丰富上面的说法，对人们治疗和预防癌症有非常大的现实意义。

《人民日报》高级记者凌志军以自己从晚期癌症患者走向新生的亲身经历，撰写了一本书，名为《重生手记》。

2007 年 2 月，凌志军被诊断为肺癌晚期合并脑转移。他没有进行开颅手术，只进行了肺癌肿瘤的切除，然后开始了他的康复历程。2012 年 3 月，新一轮复查结果显示：凌志军颅内病灶几乎完全消失，术后的肺叶生长正常，身体恢复得很好。医生对他说：不要再把自己当做患者了！

5 年来凌志军是怎样康复的？

开始时凌志军的情绪十分消沉，在阅读了大量国内外有关资料以后，他逐渐从消沉中走了出来。他相信最好的武器是自己的身体。他采取的是充分发挥身体自愈力的自然疗法。他的康复生活归结起来如下：

（1）克服了恐惧、急躁，建立起乐观、放松的情绪，树立起克服癌症的勇气。

（2）戒除一切不良习惯，远离烟酒，保证睡眠充足。

（3）杂食。每天的食物品种不下 25 种：5~6 种粮食（粗粮为主），4~6 种薯类，至少 6 种蔬菜，3~5 种干果，少量的鱼和禽肉，2~3 种水果。食物新鲜烹调，不吃过度加工的食物，几乎不上餐馆。

（4）重视饮水，每天分多次饮用 2.5 升白开水。

（5）坚持运动，每天步行 5 千米，风雨无阻。

（6）晴天坚持日光浴，不分冬夏。

（7）常到空气新鲜的地方做深呼吸。

凌志军之所以能从癌症晚期的边缘走回来，唯一能够解释的，就是他的康复生活符合人类进化历程中生活的精髓，为细胞正常分裂提供了良好的环境，从而抑制了细胞不正常的异化分裂，有效地减少了体内癌细胞的数量。

不要以为凌志军的康复只是个例而不足为信，他的经历有可能会在更广的范围内得以验证，因为这是一个可操作、可实践的康复范例。此外，这个范例对于那些正常人的日常保健、防止癌症的发生显然也具有重大的现实意义！

一段混沌的结语

人，杂食的动物，是在阳光、水和运动的扶持下进化的。

人体内潜藏着大量的癌细胞，这属于一种正常的生理现象。癌细胞的数量受环境的影响，存在时而增、时而减的动态变化。肿瘤的发生是体内癌细胞总数大量增殖到一定程度而产生的质变，质变常常会在"薄弱节点"爆发。癌症的现代治疗方法基本上是一种必要的应急措施。癌症康复的根本原则是要设法降低体内癌细胞的总量。总的来说，这个原则就是：不可严重短缺人类在进化过程中适应了的种种营养和行为，也不可过量摄取人在进化过程中极少接触的物质。

第二十四章　健康地活着，优雅地老去

长寿，是人类不懈的追求。我国有很多长寿人士的记载，例如四川乐山市五通桥区辉山镇的杜品华，在历经了三个世纪后，于 2006 年 12 月 11 日零时 7 分平静地去世，享年 120 岁零 8 个月。据中国老年学会统计，截至 2011 年 7 月 1 日，新中国头号寿星是广西壮族自治区的罗美珍，当年 126 岁，而健在的全国百岁以上老人超过 4.8 万人。

在国外，长寿的人也屡见报道：居住在日本九州岛福冈县福智町的皆川米子于 2007 年 8 月 13 日在当地养老院中寿终正寝，享年 114 岁；塞尔维亚《新闻晚报》2007 年 8 月 5 日报道，车臣女子卡丘卡耶娃当年 124 岁；1997 年去世的法国女子让娜·卡门在世活了 122 年零 164 天；2007 年 10 月 5 日《格拉玛报》报道，古巴 100 岁以上的老人有 2 500 人之多；尤其是厄瓜多尔的比尔卡班巴，那里的村民相当多的人活到了 120~140 岁。这些人的健康长寿，对学者来说始终是个谜，但不管怎么说，人的正常寿命早就不是"人生七十古来稀"了。

人的正常寿命到底应该有多长?

这是很难确定的, 学者们一般是比照自然界野生哺乳动物的寿命加以推测, 至少它们没有人类那么多文明病的干扰, 活得比较自在。一种学说叫生长期说: 根据英国生物学家巴芬的统计, 哺乳动物的平均寿命大体是这个动物完成生长期的 5~7 倍。人的生长成熟期如以最后一颗牙长齐了的时候为准, 是 20~23 岁。这样算来, 人的正常寿命就应该为 100~161 岁。另外一种学说叫性成熟说: 科学家观察到哺乳动物的平均寿命大体相当于该动物性成熟年龄的 8~10 倍。而人的性成熟期在 14~16 岁, 这样算来, 人的正常寿命也应该在 112~160 岁。还有其他一些估算的方法, 其结果大体都在 100~150 岁。因此生物学家取其大概的平均数, 认为人类应该活的正常寿命约为120 岁。

这个 120 岁的说法和古代的一些传说记载也恰好吻合, 《天老养生经》载: "老子曰: 人生大期以百二十年为限。" 两千年前的《黄帝内经》里也说道: "上寿百廿, 中寿百岁, 下寿八十。" 就连希伯来人的《圣经》里也有人该活到 120 岁的说法。

从哺乳动物推算过来的人寿 120 岁这个预期, 究竟有多大的合理性还很难说。上面列举的那些特别长寿老人的纪录, 即便全部可靠, 那也属于稀罕的个例, 现实生活中并不多见。根据世界卫生组织 (WHO) 2000 年 6 月发布的平均健康寿命的报告, 全世界平均寿命排第一的日本也不过 74.5 岁。考古发掘中, 从七八千年前的埃及木乃伊, 中国三四千年前的新疆楼兰美女、两千年前汉代马王堆的贵妇, 直到晚清的官吏, 生前寿命也就只有 30~50 岁, 很难见到有生前曾活过 70 岁的遗骨, 这都印证了"人生七十古来稀"的古语的真实性。所有这些, 距离 120 岁这个当前预期的年龄都差得很远。

第二次世界大战以来, 世界各国在社会、经济各方面都取得了巨大的发展, 公共卫生条件得到极大的改善, 人口健康水平得到普遍提高, 突出表现为平均寿命的提高, 但是那个 120 岁的预期寿命仍然远远不可企及。

抗衰老能获长寿吗?

衰老是生命结束的前奏。衰老是生物鼎盛时期过后, 随着时间的推移, 身体部分器官系统功能逐渐衰退的过程。抗衰老自然是延长寿命的第一步。寻求长生不老药或抗衰老药, 始终是从古代哲人到今日生物学和医学家们追求的梦想: 从秦始皇派 300 童男童女东渡大海求索不老仙丹的传说, 直到今日不少学者都在孜孜不倦地研究抗衰老药物和提高寿命的途径。在科学极大发展的今天, 能否将人类的寿命普遍提高到超过 100 岁, 甚至接近 120 岁的预期年龄呢?

英国《每日邮报》网站 2010 年 5 月 12 日报道: 美国爱因斯坦医学院教授巴尔齐莱宣布: 根据他的一些研究成果, 有望最终研制出一种每天仅需服用一次的抗衰老药物, 这种药物有望两年后接受测试。他还说, 他已经在实验室里发现了长寿者特有的基因变异体。

英国《每日电讯报》网站 2015 年 12 月 1 日更报道，世界首例抗衰老药，治疗糖尿病药二甲双胍可能让人活到120 岁。比利时的研究人员在秀丽隐杆线虫身上进行二甲双胍实验时，发现这些线虫不仅衰老速度变慢，而且健康的时间也延长了。对老鼠的实验也发现使用二甲双胍后老鼠的寿命延长了 40%，而且骨骼变得更结实……美国加利福尼亚巴克老龄化问题研究所的戈登·利斯戈教授说，如果延缓了衰老，就同样延缓了所有与衰老相关的疾病……可能让老年性痴呆、帕金森病、癌症等成为遥远的记忆。美国食品和药物管理局已经批准了用二甲双胍对抗衰老的临床试验，这项计划将于 2016 年冬在美国开始，以验证这一药物是否对人体也会产生同样的效果。

不管报道的诸多动物实验的结果是否可靠，即便确实有药物能让果蝇、线虫和老鼠等动物的寿命延长 40% 或更多，这些实验是否就真的能成为寻找人类抗衰老药物的基础仍然难以确定，人们将拭目以待。

追求抗衰老药物的努力和投入，究竟是真有意义还是荒诞不经？

任何生命体不管寿命长短，都要经历出生→生长→成熟→壮大→衰老→死亡这样一个过程，如此生生息息，周而复始。这是大自然创造生命体的同时，赋予生命体存在的规律，不可抗拒。衰老是死亡的前奏。衰老出现的早与迟，常常预示着寿命的短与长。

衰老是一种自然规律,归根结底是一种代谢平衡的退行性改变,是细胞分裂生长和凋亡代谢平衡的破坏,是机体多功能平衡的破坏,是一个不可避免的自然进程。衰老的原因非常复杂,来早来迟,不可能完全理得清楚。科学界解释衰老原因的理论有几十种,有自由基损伤细胞说、基因突变说、生物钟说、胸腺功能下降说、神经细胞逐日减少说、蛋白质的交叉结合说、内分泌系统失调说、溶酶体膜的损伤说、大肠毒素慢性中毒说以及细胞内触媒的过分消耗说等等。这些学说似乎都能各自说出一番道理,但也许由于衰老的机制问题过于复杂,没有一种理论能把问题说得更全面和更清楚一些。从哲学的观点来看,弄清衰老的根本原因是永远不可能的,如果能够弄清,那就是意味只有出生而没有死亡。哪怕稍微"真正地"弄清楚一些,也会使出生和死亡的平衡大大破坏,这就意味着地球将趋向毁灭。

在人类进化过程中,没有现代文明病的古人类祖先,是否曾经有过从动物推算过来的那个120岁的寿命,我们无法得知。不过可以想象,在那时充满创伤、细菌、病毒、饥饿、野兽攻击等等极端困难的生活条件下,古人类很难长寿。自从人类逐渐进入了文明世纪,逐渐摆脱了古人类的困境,减少了病毒、细菌和原虫攻击引起的疾病,延长了寿命,人口的数量大为增加。但有讽刺意味的却是,文明病却尾随而来,且有愈演愈烈之势,也许这就是大自然对人类追求长生不老和人口大量增殖的一种制约和惩罚吧!

不必千方百计地去寻找那些能让你显得更年轻的抗衰

老药物，而要顺应自然。药物一般都有副作用，有的甚至会带来致命的后果。西班牙分子遗传学家萨尔瓦多·马西对细胞衰老进行了长达9年的研究，他说，许多运动员和演员服用的生长激素，迄今为止还没有显示出其在抗衰老方面的功效，但其带来的糖尿病、高血压和癌症等副作用却显而易见。他还指出，一切抗氧化剂、抗衰老药物、生长激素等都无法延缓衰老，不但不会有疗效，还会对人体健康造成伤害。尽管医疗进步可以稍微提高人的平均寿命，治疗一些疑难杂症，但人的机体仍会逐步衰退。他抨击抗衰老医学是一种没有任何科学依据的伪医学。

健康地活着，优雅地老去

人们孜孜不倦地对抗衰老，追求长寿，但是却往往忽略了人生的真谛：要健康地活着，才好对付人生历程中的各种挑战。2012年12月3日《柳叶刀》杂志发表了一篇意味深长的全球健康研究报告，汇集了50个国家近500名科研者的工作成果，收集了187个国家和地区的数据。统计结果表明，从1970年到2010年间人类的平均寿命延长了11~12年，但是与此同时，却受到了更多疾病的困扰，罹患癌症和心脏病等文明病的患者越来越多，延长的寿命中有20%的寿命被疾病所占据，这段被疾病占据的寿命不但本人痛苦万状，也给社会带来了沉重的负担。

延缓衰老的真实意义，不在于容颜的青春常驻，追求长寿也不应满足于带病延年，苟延残喘，而要努力让机体的所有器官都能够健康、均衡地维持运转。如果能让这些

器官大致以接近正常的使用寿命而"寿终正寝"那就再好不过了，不要因为文明病而让个别器官提前损坏，哪怕是一次老年骨折都能使整个机体一蹶不振，瘫废早亡。尽量维持各个器官正常、均衡地运转，人们就能得以优雅地老去，而不是"赖活着"，苟延残喘去获得"长寿"。这应该才是抗衰老的真实意义吧。

美国作家安德鲁·韦尔曾出版了一本《健康地老去》，对人们如何对待衰老有莫大的启示。美国《时代》周刊2005年10月17日登载了一篇文章，对这本书内容的核心作了如下摘录：

我发现，把衰老看做一个从你在母体里时就开始的持续而必然的过程是很有用的。无论你处在这个过程的哪个阶段，一定要认识到怎样生活才能最大限度地享有健康和快乐。这是我们所有人的基本目标……我们所能做的就是接受并努力适应不可避免的衰老，在任何年龄都尽可能保持在本阶段所能达到的最健康的状态。在我看来，否认和抗拒衰老只能适得其反，这意味着你不能理解和接受生命过程中的一个重要组成部分。这种态度会阻碍人们"优雅地衰老"……衰老不仅给你带来挑战，也会让你收获良多。要优雅地老去，我们必须不再否认逐渐衰老这一事实，学习并采取一切可能的措施，让我们的身心在各个阶段都处于良好的工作状态。优雅地衰老的第一步是客观公正地看待生命的过程，并正确理解它。

什么时候你才算真的老了？

目前所有对于衰老的议论都是生理上的，然而真正的衰老更是精神上的。当你对客观世界依然有无穷的兴趣，而在不断求索、追求和寄托的时候，你便永远也不会衰老。不妨让我们摘录报章上曾经发表过的一篇短文《何时你才算老呢？》：

100岁的时候，美国原始派多产画家摩西奶奶仍然在作画；

98岁的时候，意大利文艺复兴时期的著名画家蒂蒂安完成了著名的画作《蓝巴斯战役》；

93岁的时候，英国著名作家乔治·萧伯纳创作了《牵强附会的寓言》；

91岁的时候，爱尔兰政治领袖埃蒙·德·瓦勒拉还在当总理；

90岁的时候，西班牙的天才画家帕布罗·毕加索仍然在绘画和雕刻；

89岁的时候，美籍波兰钢琴大师阿图尔·鲁宾斯坦在伦敦德维尔莫厅演奏了他最杰出的一场个人音乐会；

82岁的时候，温斯顿·丘吉尔写完了四卷作品《讲英语人们的历史》，俄国文豪列夫·托尔斯泰撰写了《我不能沉默》，德国杰出作家歌德完成了名著《浮士德》。

······

这里说的都是些鼎鼎有名的人物，因为他们被大多数人所熟悉，至于我们这些凡夫俗子、平民百姓的故事就更多了。什么时候你才算老呢？只有到那天，你感到真的没有什么可以追求，也没有什么可以付出的时候，那才是真的老了。只要你孜孜不倦，不断地有所追求，那天便永远不会到来。

结　语

人，作为自然界的生物，都要经历出生→生长→成熟→壮大→衰老→死亡这一过程，这是大自然的铁律，无可回避。企图改变或者长久驻留某个阶段都是徒劳的。最有意义的，莫过于了解每个阶段的深刻涵义，健康地、愉快地、生动地度过每一个人生阶段，不辜负自己来到世界上的这次难得的人生旅程。